KATRIN KOELLE

Das tut dem Darm gut

Natürlich vorbeugen – sanft behandeln

Inhalt

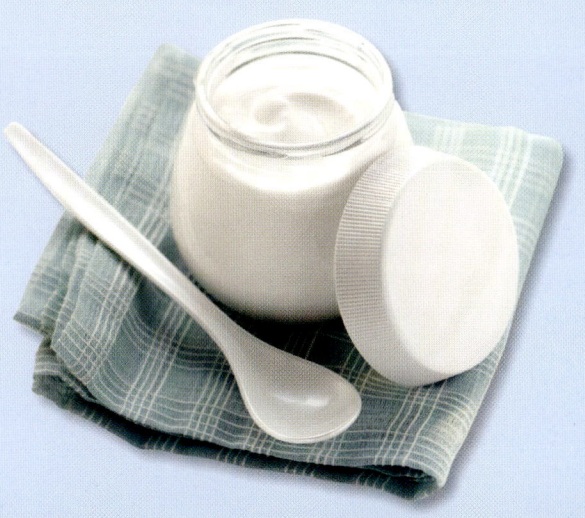

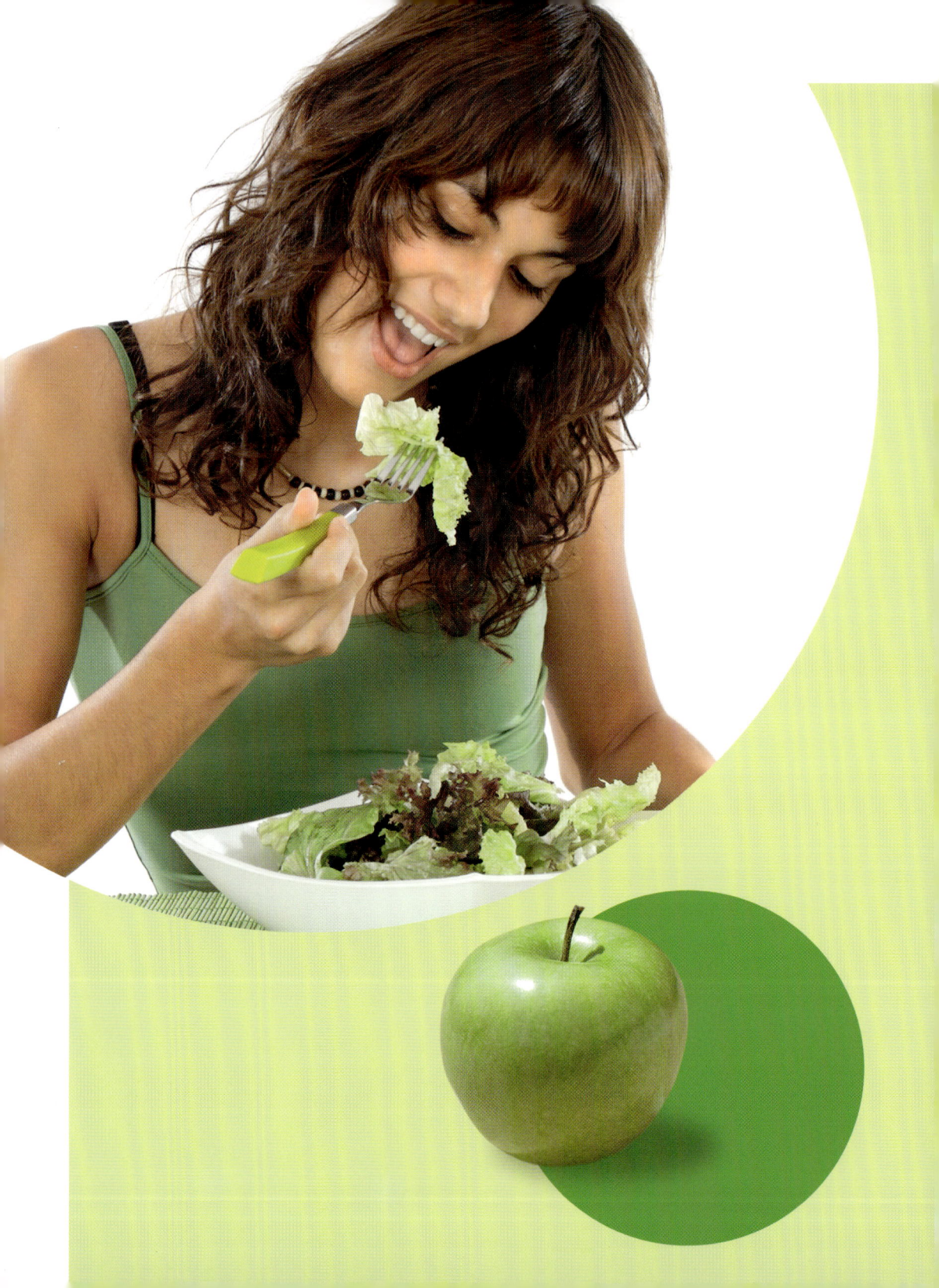

Verdauung –
was ist das
eigentlich?

Funktion und Bedeutung der Verdauung

Der Aufbau des Darmes

Es ist seltsam und ein bisschen wie im Märchen: So wie dort mit der Hochzeit die Geschichte endet, sprechen wir zwar liebend gern vom Essen, aber nur sehr ungern oder fast nie über das, was daraus folgt. Die Verdauung dessen, was wir essen, ist für die meisten von uns bis heute ein Tabuthema. Vielen ist es peinlich und es gilt als unfein, davon zu sprechen. Allenfalls, wenn wir Probleme damit haben, kommt das Thema einmal aufs Tapet – aber meist auch nur hinter vorgehaltener Hand.

Sicherlich spielt dabei u. a. eine Rolle, dass das Thema »Ausscheidung von Gegessenem« im wahrsten Sinne des Wortes ein oft anrüchiges ist. Doch gerecht und auch angemessen ist es nicht, den Darm und seine Funktionen totzuschweigen. Denn davon, dass er richtig funktioniert, hängt unendlich viel ab.

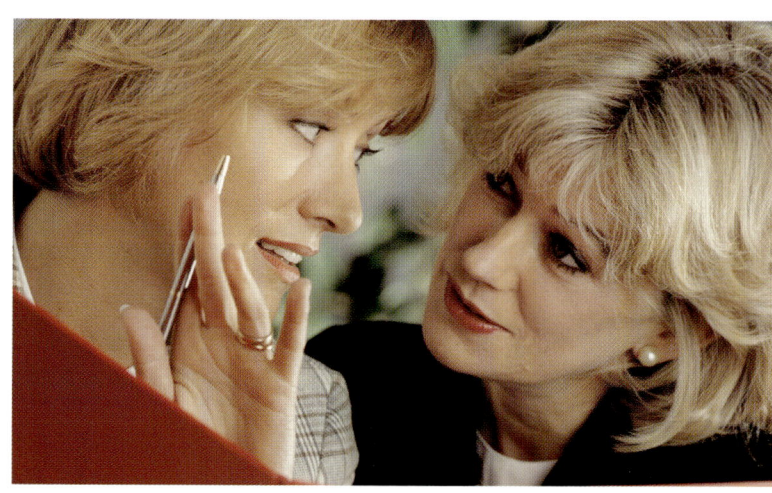

Etwas Gutes für Ihren Darm können Sie tun, wenn Sie Verdauungsprobleme nicht als Tabuthema betrachten, über das man höchstens flüstert.

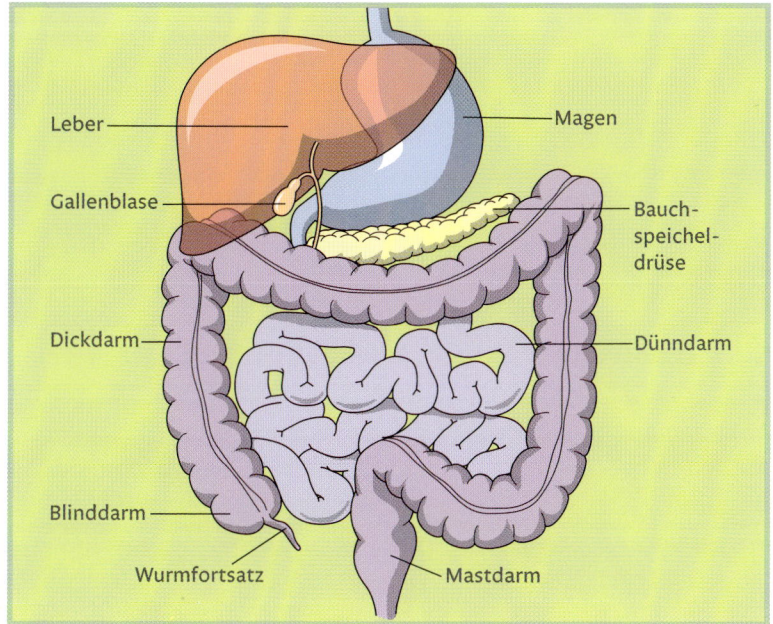

Etwas Gutes für Ihren Darm können Sie tun, wenn Sie sich mit seinem Aufbau und seinen Funktionen, die je nach Abschnitt unterschiedlich sind, genauer befassen.

Mit mehr als 200 Quadratmetern Oberfläche ist unser Verdauungstrakt flächenmäßig das größte unserer Körperorgane. Und er leistet nicht mehr und nicht weniger, als uns am Leben zu erhalten. Rund um die Uhr wird im Darm dafür gesorgt, dass alle nur irgendwie verwertbaren Stoffe unserem Körper über das Blut zugeführt werden.

Bestehend aus von Muskelschichten umgebenen und von Nerven durchzogenen Hohlorganen schlängelt sich unser Verdauungsapparat durch den Unterbauch.

Dünndarm

Dieser direkt an den Magen anschließende Darmteil besteht wiederum aus drei verschiedenen Teilen:
- Zwölffingerdarm (Duodenum)
- Leerdarm (Jejunum)
- Krummdarm (Ileum)

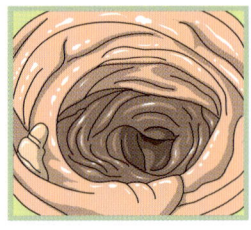

Etwas Gutes für Ihren Darm bedeutet es, wenn das Zusammenziehen und Weiten seiner Muskeln – die Peristaltik – reibungslos funktioniert.

Dickdarm

Der Krummdarm mündet fast rechtwinkelig in den Dickdarm, der auch wieder in verschiedene Abschnitte gegliedert ist:

- Blinddarm (Caecum) mit dem Wurmfortsatz (Appendix; wird im Volksmund fälschlicherweise als »Blinddarm« bezeichnet)
- Grimmdarm (Colon)
- Mastdarm (Rektum), der im After endet

Der Darm als Gesundheitszentrale

Zwar beginnt die Verdauung bereits im Mund, wenn wir Nahrungsmittel zerkauen, einspeicheln und schlucken. Dies ist übrigens die einzige Etappe auf dem Weg der Nahrung durch den Körper, die wir bewusst selbst steuern – alles danach hat unser vegetatives Nervensystem voll unter Kontrolle; wir selbst haben keinerlei Einfluss mehr auf das, was mit dem Geschluckten passiert.

Mund – Speiseröhre – Magen

Zunächst schiebt die Speiseröhre das Zerkaute durch den Ringmuskel, der Speiseröhre und Magen voneinander trennt. Nach dem Herunterschlucken zersetzen und verflüssigen diverse Enzyme sowie die Magensäure die Speisen so, dass sie vorbereitet sind für ihren weiteren Weg durch das »Tunnelsystem« in unserem Leib.

Dünndarm – Dickdarm

Erste Station dabei ist der bis zu drei Meter lange Dünndarm: Er spaltet mit Hilfe von Enzymen und Verdauungssäften die verwertbaren Stoffe wie Eiweiße, Fette und Kohlenhydrate im Nahrungsbrei in ihre kleinstmöglichen Bruchstücke – die Nahrungsmittelmoleküle – auf.
Ist die Arbeit im Dünndarm erledigt, wandern die zur Ernährung unbrauchbaren Speisebreireste (vorwiegend unverdauliche Bal-

laststoffe) weiter in den Dickdarm. Für den Weitertransport
des Nahrungsbreis sorgen dabei die Muskeln im Darm, die
sich rhythmisch weiten und verengen, um ihn voranzubewegen.
Fachleute nennen diese Bewegungsabläufe »Peristaltik«.
Den Dickdarm – dieses überaus wichtige, bis zu 1,8 Meter lange
Organteil – hielten seltsamerweise nicht nur Laien, sondern auch
die meisten Mediziner bis vor wenigen Jahrzehnten für eine Art
notwendiges Übel. Der Dickdarm wurde als »Abfallrohr« angese-
hen, das lediglich die unangenehme Aufgabe erledigt, die oft
übel riechenden Reste unverdaulicher Nahrung zu entsorgen.
Doch längst haben alle neueren Forschungen eindeutig ergeben,
dass der Muskelschlauch des Darmes im Inneren unseres Körpers
mit seinen insgesamt rund sechs Metern Länge in Wahrheit das
Zentrum der wichtigsten, lebenserhaltenden Prozesse darstellt –
und zwar inklusive Dickdarm. Um nicht zu sagen: vor allem auch
seinetwegen. Denn der Dickdarm ist der Sitz der meisten Bakterien in unserem Verdauungssystem. Und diese haben eine ganz
besondere Bedeutung.

Mastdarm – After

Am Ende der Reise der gegessenen Speisen durch den Körper
hinunter in den Dickdarm holen die Bakterien der sogenannten
Darmflora – der natürlichen, gesunden Keimbesiedelung des Darmes – aus den ballaststoffhaltigen Essensresten noch einmal alles
für den Körper irgendwie Brauchbare heraus, bevor wir den übrigen »Müll« über den Mastdarm schließlich auf der Toilette aus-
scheiden.

Die Darmflora – unser Gesundheitswächter

Diese Bakterien, die unsere Darmflora bilden, sind eines der
großen Geheimnisse der Verdauungsfunktionen. Billionen von
ihnen besiedeln die feinen Schleimhäute, sorgen für den Abbau

von Schadstoffen, die Zersetzung und Verwertung des Speisebreis und halten das ausgeklügelte Immunsystem in unserem
Bauch intakt.

Keime, die uns gesund erhalten

Und so paradox es klingt: Erst die möglichst hohe Anzahl von
möglichst vielen verschiedenen der etwa 400 Mikrobenarten,
die im Darm zu Hause sind, macht und hält uns fit und gesund.
All diese Lebewesen zusammen bilden unsere Darmflora, die
uns rund um die Uhr am Leben hält und für unsere Gesundheit
immense Bedeutung hat:

- Ist die Darmflora aus dem Gleichgewicht, werden wir krank,
  wir fühlen uns elend oder haben zumindest Verdauungsstörungen.

Bakterien – unermüdliche Gesundheitsgaranten

Bakterie ist keineswegs gleich Bakterie. Man unterteilt die Bauch-
bewohner in drei Gruppen:

- **Nützliche Bakterien**
  Diese Gruppe, zu der vor allem die bekannten Milchsäure- und
  Bifidusbakterien zählen, ist ein echter Segen für uns. Sie ist der
  Baustoff für starke Abwehrkräfte und außerdem natürlicher Feind
  aller potenziell schädlichen Stoffe. Neu-Deutsch nennt man sie
  genau deswegen auch »probiotisch«, was so viel heißt wie »für das
  Leben«.

- **Schädliche Bakterien**
  Sie sind verantwortlich für ansteckende Krankheiten und zum Teil
  sogar für Krebs, weil sie Giftstoffe produzieren. Um sie daran zu
  hindern, sind möglichst viele nützliche Darmbakterien wichtig.

- **Indifferente Bakterien**
  Sie können uns sowohl nützen als auch schaden, je nach dem Zustand unseres Immunsystems und den gesamten Bedingungen im
  Darm. Stimmt das Verhältnis in Sachen nützliche Bakterien, kommt
  bei diesen indifferenten bzw. ambivalent wirkenden Darmbewoh-
  nern ebenfalls die »gute« Seite zur Auswirkung.

Darmkrankheiten sind kein Schicksal

Es hängt also sehr viel von unserem Darm und der Darm-flora ab. Beruhigend ist, dass die meisten Verdauungsstö-rungen und Darmerkrankungen ihre Hauptursachen in einem Ungleichgewicht in diesem »Mikrokosmos« in unseren Ein-geweiden haben – und das lässt sich ganz aktiv beeinflus-sen bzw. wiederherstellen.

Sie können viel für Ihren Darm tun

Nicht nur Blähungen, Durchfall oder Verstopfung gehen in der Regel auf falsche Ess- und Lebensgewohnheiten zurück. Sogar ernstere Erkrankungen wie Darmkrebs sind nicht sel-ten vor allem auch die Folge einer ungesunden Lebens-weise. Die aber können wir – mit ein wenig gutem Willen – ändern. Und dazu soll dieses Buch Ermunterung und Wegbegleiter für Sie sein.

Es soll Sie aber auch ermuntern, Ihrem Darm mit etwas mehr Respekt zu begegnen und ihn nicht länger als peinliches, aber eben notwendiges Übel zu sehen. Sondern als das, was er ist: ein bedeutendes Zentrum unserer Gesundheit, das es verdient, möglichst gut behandelt zu werden.

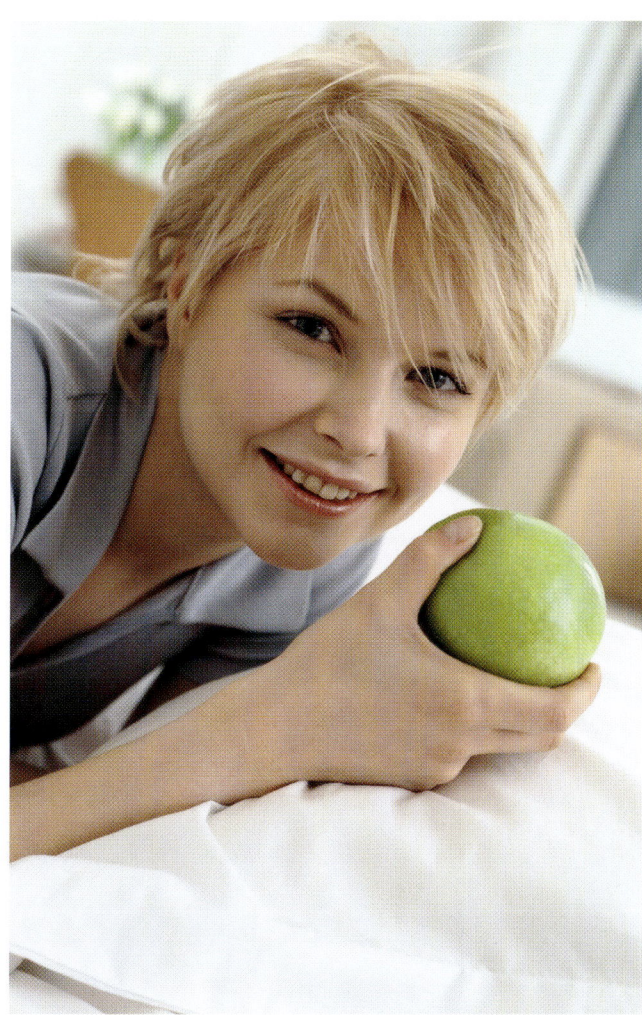

Etwas Gutes für Ihren Darm können Sie tun, indem Sie viel Rohkost essen. Die nützlichen Darmbakterien können damit besser arbeiten.

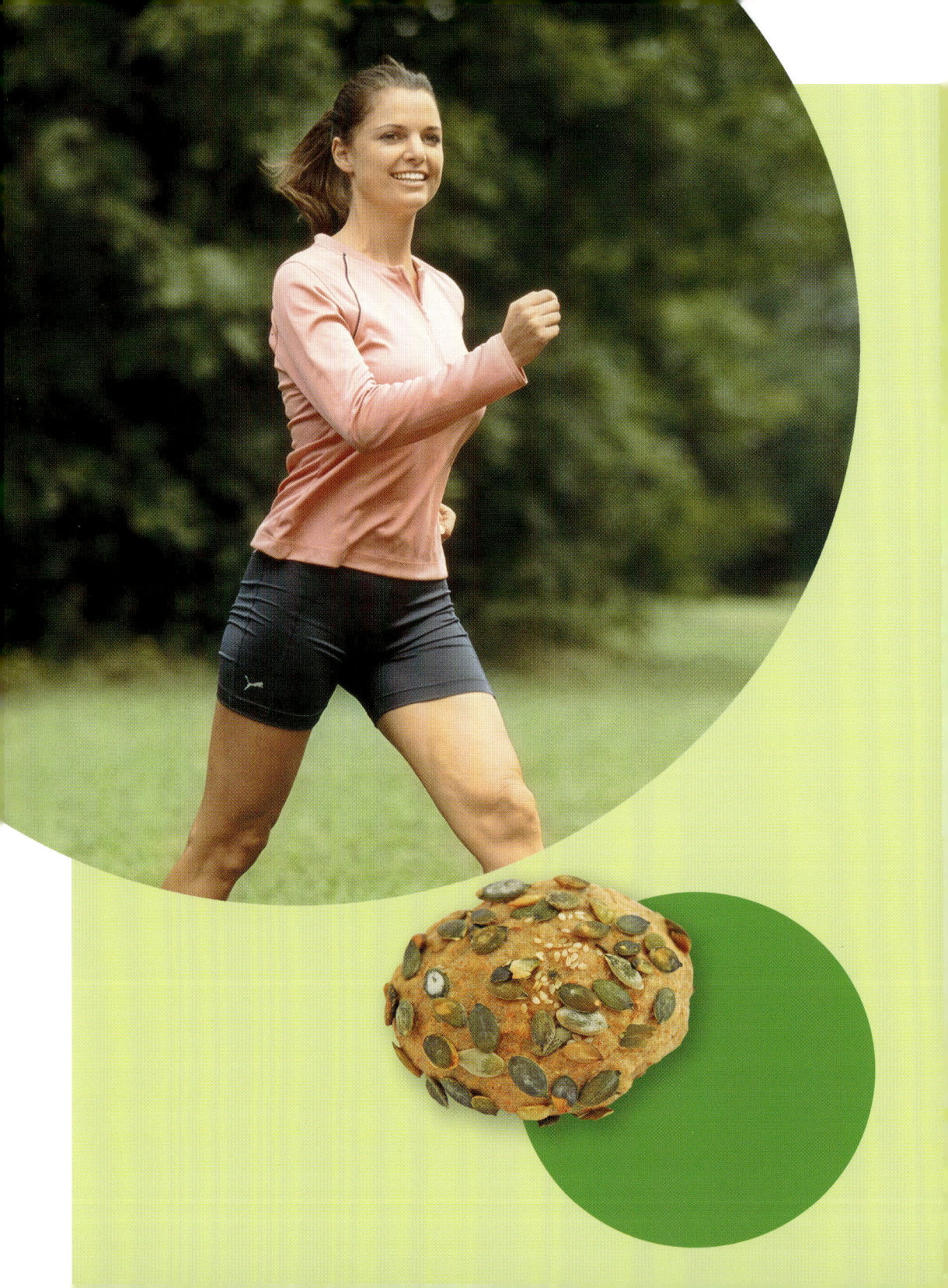

Wenn der
Darm streikt

Wie Störungen des Darmes entstehen

Vom Magen aus gehen die Signale an den Darm: Isst man genug und wird satt, weiß er, dass er arbeiten muss. Für unsere Vorfahren war dies kein Problem, denn sie aßen viel mehr Rohkost und Getreide, dafür eher selten Feines wie Weißmehlprodukte und Süßigkeiten sowie Fleisch und Fett. Und genau damit kann unser Darm auch nur wenig anfangen. Weil solche Lebensmittel arm an Ballaststoffen sind, entsteht nur wenig Speisebrei – der Darm hat einfach zu wenig zu arbeiten und tut sich vor allem schwer damit, diese kleine Menge durch seine Muskelbewegungen, die sogenannte Peristaltik, vorwärts zu bewegen. Früher oder später machen sich dann Störungen der Verdauung bemerkbar. Sie sind mögliche Vorboten für eine spätere, ernsthaftere Erkrankung und auf jeden Fall immer ein Signal dafür, etwas zu ändern. Die gute Nachricht dabei ist: So unangenehm Verdauungsbeschwerden oft auch sein mögen – meistens sind sie harmlos und relativ leicht zu beheben.

Etwas Gutes für Ihren Darm können Sie tun, wenn Sie viele Ballaststoffe, die z.B. in frischem Obst und Gemüse enthalten sind, zu sich nehmen. Sie fördern eine gesunde Peristaltik.

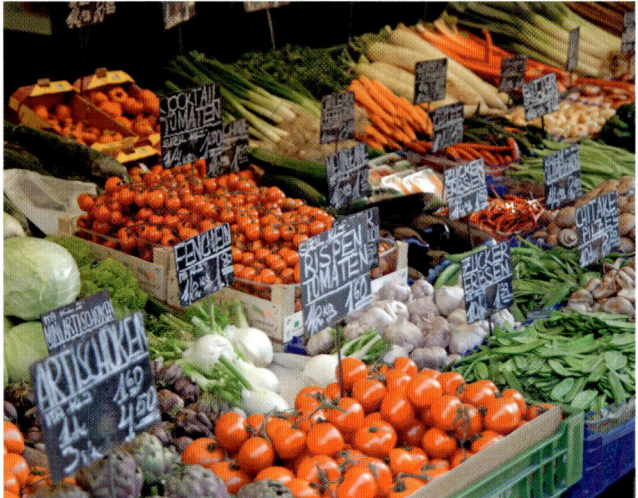

Oft nur heiße Luft: Blähungen

Bei der Verarbeitung des Speisebreis produziert der Darm Gase. Das ist absolut normal: Je nach Art der Nahrung entstehen pro Tag ein bis drei Liter solcher Darmgase, die zum größten Teil aus geruchlosen Stoffen wie Stickstoff, Sauerstoff, Kohlendioxid, Wasserstoff und Methan bestehen. Nur ein kleiner Teil sorgt dafür, dass beim Ablassen dieser Gase unangenehme Gerüche entstehen. Hier sind scheinbar diejenigen im Vorteil, die viele Kohlenhydrate und wenige Ballaststoffe essen. Denn je mehr Ballaststoffe wir zu uns nehmen, desto mehr Gase bilden sich. Wer sich ballaststoffarm ernährt, also reichlich Zucker, Fett und Fleisch isst, produziert im Schnitt nur etwa ein Zehntel

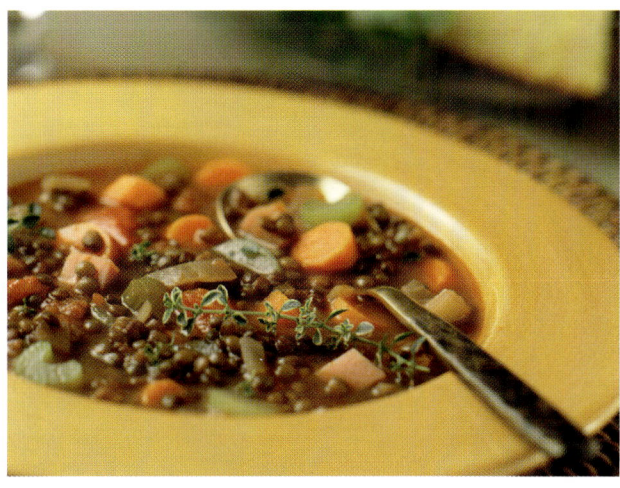

der Gasmenge wie derjenige, der hauptsächlich Vollkornbrot, Hülsenfrüchte, Obst und Gemüse auf dem Teller hat.

Es stimmt übrigens, dass Hülsenfrüchte zu Blähungen führen – wie alle anderen an gesunden Fasern reiche Lebensmittel auch. Aus diesem Grund aber nun auf gesundes Essen zu verzichten, hieße, den Teufel mit dem Beelzebub auszutreiben. Die Hauptsymptome von Blähungen – Darmgeräusche wie Rumoren und Grummeln im Bauch, unangenehm riechende Winde – hat man zwar damit kaum. Doch dafür handelt man sich eine Verstopfung ein, die auf Dauer üble Folgen haben kann.

Blähungen hingegen mögen manchmal unangenehm oder manchem auch peinlich sein, sie sind aber in gewissen Grenzen völlig natürlich und absolut nichts Krankhaftes. Es ist zudem nicht nur unangenehm, sondern auch ungesund, die »Winde« zu unterdrücken, denn das verschlimmert die Blähungen noch und führt zu Schmerzen. Natürlich lässt man sie möglichst nicht in Gesellschaft ab, sondern sucht dazu – wenn möglich die Toilette oder den Balkon o. Ä. – auf. Peinlich brauchen einem diese Gase eigentlich ohnehin nicht zu sein, denn ausnahmslos jeder produziert sie – der eine vielleicht etwas mehr, der andere weniger.

Etwas Gutes für Ihren Darm können Sie tun, wenn Sie die nützlichen Bakterien der Darmflora mit viel ballaststoffreichen Hülsenfrüchten »füttern«. Das lieben sie!

Wann Sie zum Arzt gehen sollten

Selbsthilfe ist auf jeden Fall gut und ratsam: Werden Sie aktiv und helfen Sie Ihrem Darm auf die Sprünge – mit richtiger Ernährung, ausreichender körperlicher Bewegung und Stressabbau. Wer viel raucht und Alkohol trinkt, bremst den Konsum dieser Genussgifte besser auf ein Mindestmaß. Oft genügt das bereits, um einen gestörten Darm wieder ins Gleichgewicht zu bringen. Doch wenn Ihre Beschwerden trotz echter Umstellung der Ess- und Lebensgewohnheiten hartnäckig bestehen bleiben oder immer wiederkehren, ist ein Arztbesuch wichtig. In manchen Fällen kann es genügen, dass der Arzt ein Medikament verschreibt. Er wird Sie im Zweifelsfall an einen Facharzt – also einen Gastroenterologen oder Proktologen – überweisen, wenn er die Ursache Ihrer Beschwerden nicht zweifelsfrei feststellen kann.

Etwas Gutes für Ihren Darm können Sie tun, wenn Sie auf Fernreisen nur abgekochtes Wasser trinken und auf rohes Obst verzichten. Denn fast jeder Durchfall ist letztlich auf Krankheitserreger zurückzuführen, die der Körper schnell wieder loswerden will.

Meist Symptom einer Infektion: Durchfall

Bei sehr ballaststoffreicher Kost und reichlich Flüssigkeit genügt ein Toilettenbesuch am Tag häufig nicht. Zudem ist das Ganze auch Veranlagungssache: Es gibt Menschen, denen grundsätzlich eine Stuhlentleerung am Tag – oder noch seltener – genügt. Andere bekommen nach jeder größeren Mahlzeit vom Darm das Signal, ihn zu entleeren. Als Durchfall im medizinischen Sinn gelten jedoch erst mehr als etwa drei Stuhlgänge täglich mit übermäßig weichem bis flüssigem Stuhl. Und: Wer einen echten »Durchmarsch« hat, fühlt sich oft auch regelrecht krank.

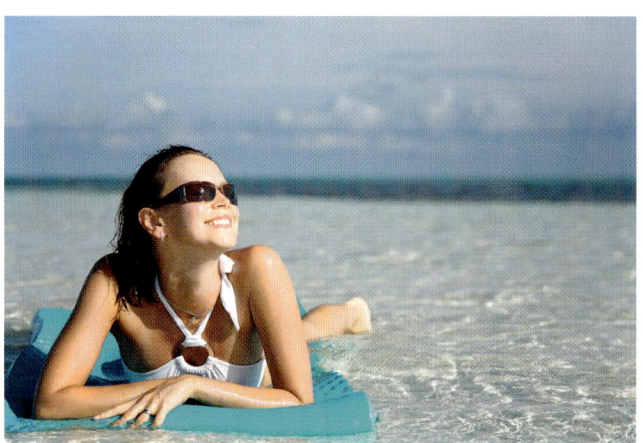

Neue Diagnosemethode für Darmkranke

- Bisher war der Transport von Speisebrei durch den Dünndarm nur schwer messbar. Die Ursachen von Störungen wie beispielsweise dem Reizdarmsyndrom (siehe dazu S. 31 ff.) oder einer chronischen Verstopfung (siehe S. 20 ff.) konnten deshalb oft kaum erkannt werden.

- Abhilfe schaffen soll nun die aus den USA importierte »Multiple Intraluminale Impedanzmessung (MII)«, die bereits das Krankenhaus München-Bogenhausen als erste deutsche Klinik nutzt. Der Weg des Speisebreis durch den Körper ist mit MII nun quasi lückenlos nachzuverfolgen.

- Man führt einen bis zu maximal zwei Millimeter dünnen Kunststoffkatheter per Endoskop durch die Nase bis hinunter in den Dünndarm ein und misst dabei die elektrische Leitfähigkeit in diesem Darmabschnitt. Da Speisebrei eine höhere Leitfähigkeit hat als Luft oder Darmgas, können die Mediziner dadurch exakt feststellen, wie die Speisen transportiert werden und wann es zu Störungen kommt.

So unangenehm bis schwächend ein Durchfall aber auch sein mag – wirklich krankhaft ist er in der Regel nicht. Im Gegenteil: Er ist vielmehr lediglich ein Anzeichen dafür, dass der Verdauungstrakt im Ungleichgewicht ist, sowie ein Versuch des Darmes, giftige oder belastende Stoffe möglichst schnell loszuwerden und das Gleichgewicht so wieder herzustellen.

Wann Sie zum Arzt gehen sollten

In aller Regel gehen sehr dünne Stühle auf das Konto von Bakterien oder Viren, also Infektionen. In diesem Fall lassen die Durchfälle nach ein paar Tagen meistens von selbst nach. Ist das nicht der Fall, sollte man zum Arzt gehen und die Ursache abklären lassen. Das gilt auch und besonders dann, wenn man außer lange andauernden oder häufig wiederkehrenden Durchfällen noch Fieber hat, Blutspuren im Stuhl findet oder unter auffällig dunklem Urin und starker Erschöpfung leidet.

Wenn der Darm träge ist: Verstopfung

Wer Verstopfung hat, ernährt sich falsch – diese Faustregel stimmt fast immer. Nur wenn der Nahrungsbrei durch Quell- und Faserstoffe, also die sogenannten Ballaststoffe, genügend Volumen hat, können ihn die Muskeln der Darmwand problemlos transportieren. Da von ballaststoffarmer Kost kaum Masse übrig bleibt, müssen sich diese Muskeln regelrecht quälen, das bisschen Nahrungsbrei voranzuschieben. Der so entstehende Kot ist nicht nur hart, er bleibt auch übermäßig lange im Darm, wo er sich festsetzt und nur unter Pressen wieder herauszubekommen ist, statt locker herauszugleiten. Nimmt man dagegen reichlich Ballaststoffe mit der Nahrung auf, binden sie Wasser an sich. Die Stuhlmenge erhöht sich, der Darm hat genug zu tun und entleert sich leicht und schmerzlos. Das klappt allerdings nur dann, wenn die Ballaststoffe durch genügend Flüssigkeit aufquellen können. Mindestens zwei Liter Wasser, Tee oder Saftschorlen pro Tag sollte man also trinken, wenn man Gesundes wie Müsli, Vollkorn, Hülsenfrüchte isst. Sonst erreicht man nämlich das Gegenteil der gewünschten Wirkung: Durch den Flüssigkeitsmangel verklumpen die Ballaststoffe im Darm und verschlimmern die Verstopfung noch weiter.

Etwas Gutes für Ihren Darm können Sie tun, indem Sie regelmäßig Sport treiben und ausreichend trinken.

Vollkorn schützt vor Darmkrebs

Wer Vollkornbrot bevorzugt, kann schon allein damit sein Darm-krebsrisiko um etwa 20 Prozent senken. Das ergab eine US-Studie mit 500 000 Teilnehmern beiderlei Geschlechts im Alter von 50 bis 71 Jahren. Der Effekt, so die Wissenschaftler, ist dabei nicht nur auf den Anteil an Ballaststoffen zurückzuführen: Auch die in Vollkorn-getreide enthaltenen Vitamine, Mineralstoffe und hormonähnlichen Pflanzenstoffe sorgen für den erhöhten Schutz des Darmes.

Wann Sie zum Arzt gehen sollten

Selbst eine chronische Verstopfung lässt sich oft durch verän-derte Ess- und Trinkgewohnheiten beheben. Nur sehr selten steckt hinter einem unangenehm trägen Darm ein organisches Leiden wie beispielsweise ein Reizkolon (Reizdarm, siehe dazu S. 31 ff.), Hämorrhoiden, eine entzündliche Darmerkrankung (siehe S. 23 ff.) oder die Stoffwechselstörung Zöliakie (siehe S. 27 ff.). Übrigens: Auch Erkrankungen, die auf den ersten Blick gar nichts mit dem Darm zu tun haben, können zur Verstopfung führen. Diabetes, Schilddrüsenleiden und bestimmte Erkrankun-gen des Nervensystems gehören dazu. Manchmal liegt es auch an Medikamenten, die man dauerhaft einnehmen muss, dass im Darm nichts mehr geht. Eisenpräparate, Hustenblocker, starke Schmerzmittel, Präparate gegen zu viel Magensäure und Mittel gegen Bluthochdruck können beispielsweise die Verdauungsvor-gänge empfindlich bei der Arbeit stören.

Falls Sie folgende Beschwerden an sich beobachten, sollten Sie umgehend zum Arzt gehen:

- Müssen Sie stark pressen und behalten auch nach der Ent-leerung ein unangenehmes Völlegefühl im Darm oder den Eindruck, dort säße ein Fremdkörper?
- Leiden Sie neben der Verstopfung an Appetitlosigkeit, häufi-gem Aufstoßen oder Erbrechen?

Etwas Gutes für Ihren Darm können Sie tun, wenn Sie mit Ihrem Arzt klären, ob Sie Medikamente einnehmen, die eine Verstopfung begünstigen. Er verschreibt Ihnen dann eventuell ein anderes Präparat.

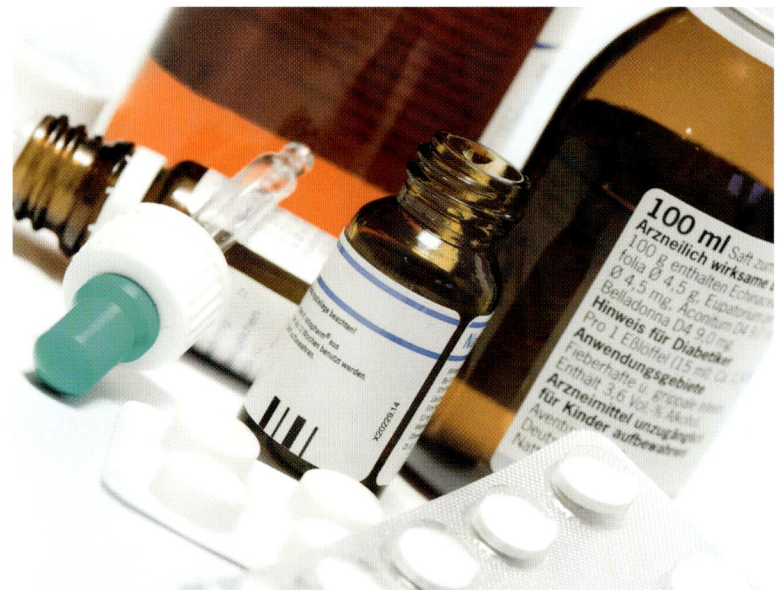

- Hat sich das Verhalten Ihres Darmes in letzter Zeit deutlich verändert? Wechseln sich Phasen von Durchfall mit Verstopfung ab?
  In all diesen Fällen könnte eine ernstere Erkrankung die Ursache sein, was nur der Arzt abklären kann.
- Begleiten Übelkeit, Fieber und Erbrechen eine Verstopfung? Das ist ein Alarmzeichen! Sofort den Notarzt rufen!

Was kann der Arzt für Sie tun?

Zunächst wird Sie Ihr Arzt nach Ihren Beschwerden und nach Ihren Lebensgewohnheiten befragen. Wichtig sind dabei vor allem Informationen zur Häufigkeit des Stuhlgangs, zu Stuhlbeschaffenheit (Farbe, Konsistenz), eventuellen Schmerzen beim Stuhlgang und zur Dauer der Verstopfung. Der Arzt wird mit Blutuntersuchungen, Ultraschallaufnahmen des Bauches oder auch einer Darmspiegelung prüfen, ob man ernsthafte Erkrankungen als mögliche Ursache ausschließen kann.

Die heimliche Qual: Hämorrhoiden

Über das Leiden, das entzündete Hämorrhoiden verursachen, spricht niemand gern. Das mag nicht zuletzt daran liegen, dass immer noch viele Vorurteile dazu kursieren: Viele meinen, nur ältere Menschen seien betroffen; andere wieder glauben, dass überhaupt nur sehr wenige Leute darunter zu leiden hätten und Dritte vermuten, mangelnde Hygiene sei die Ursache. Alles falsch! In Wahrheit haben schätzungsweise 70 bis 80 Prozent aller Erwachsenen mindestens einmal im Leben mit Hämorrhoidalbeschwerden zu kämpfen – und zwar durchaus auch in ganz jungen Jahren. Sauberkeit hat überhaupt keinen Einfluss auf eine solche Erkrankung, allenfalls spielt sie eine wichtige Rolle, wenn die Hämorrhoiden bereits entzündet sind.

Hingegen sind sich sämtliche Experten darüber einig, dass sich diese Patienten falsch ernähren. Ballaststoffarmes Essen und daraus resultierender zu harter Stuhl, dem man mit Pressen beizukommen versucht, sind Hauptursachen. Nur ganz selten ist eine ausgeprägte Veranlagung oder eine Schwächung des Gewebes nach einer Schwangerschaft die Ursache für entzündete Hämorrhoiden. Und in jedem Fall bessert sich das Leiden schnell, wenn man für einen regelmäßigen, weichen Stuhlgang sorgt.

Etwas Gutes für Ihren Darm können Sie auch in der Schwangerschaft tun: Mit ballaststoffreicher Ernährung und viel Bewegung sorgen Sie für weichen Stuhl und können Hämorrhoidalbeschwerden vorbeugen.

Was kann der Arzt für Sie tun?

Unter dem Begriff »Hämorrhoidalleiden« fasst man Beschwerden zusammen, die aufgrund einer Vergrößerung und/oder Entzündung des arteriellen Blutgefäßpolsters im Analkanal entstehen. In leichten Fällen verordnet Ihnen der Arzt eine schmerz- und entzündungsstillende Salbe, eventuell auch spezielle Zäpfchen. Nur in chronischen und schwereren Fällen wird er einen Eingriff empfehlen. Als besonders schonend und sicher gilt die Gummibandligatur nach Barron. Dieser Eingriff ist ambulant ohne Aufschneiden von Gewebe und ohne Vollnarkose möglich. Der Arzt führt dazu mit einem Applikator einen kleinen Gummiring in den Analkanal ein und stülpt ihn mit Hilfe einer Zange über das vorstehende Hämorrhoidalgewebe. Er drosselt so die Blutzufuhr zum Hämorrhoidalknoten, das abgebundene Gewebe stirbt in wenigen Tagen ab. Es löst sich vom Darm und wird meist unbemerkt mit dem Stuhl ausgeschieden. Außer leichten Blutungen sind normalerweise keine weiteren Nebenwirkungen zu befürchten.

Verdauungsstörungen durch Enzymmangel

Um mit den Tausenden von Stoffen klarzukommen, die ihm täglich zugeführt werden, stehen unserem Verdauungssystem eine Vielzahl von Enzymen zur Verfügung. Sie sind das »Handwerkszeug«, um diese Stoffe so ab- oder umzubauen, dass der Körper sie verwerten kann. Es kommt aber gar nicht so selten vor, dass unserem Organismus eines dieser benötigten Enzyme fehlt oder er es nicht in den benötigten Mengen herstellen kann. Die Folge können Bauchschmerzen, Blähungen, Krämpfe oder Durchfall sein. In Einzelfällen kann das sogar bedrohlich werden: Fehlt es z. B. am Enzym zur Aufspaltung von Eiweiß, wird der Körper die unverdauten Eiweißbruchstücke nicht über den Darm wieder los. Sie sammeln sich im Körper an und vergiften ihn auf Dauer.

Wenn Milch Bauchweh verursacht

Gar nicht selten ist das Phänomen, dass Laktose (Milchzucker) vom menschlichen Organismus nicht verarbeitet werden kann. Im Gegenteil: Etwa 90 Prozent der Weltbevölkerung sind nicht in der Lage, Milchzucker aufzuspalten, weil das dafür notwendige Enzym fehlt. In asiatischen Ländern gibt es genau aus diesem Grund so gut wie nie Milch oder Käse – jedenfalls nicht von Kühen oder anderer tierischer Herkunft. Dort isst man stattdessen Sojaprodukte, die auch für Europäer, denen das Enzym zur Spaltung des Milchzuckers fehlt, eine gute Lösung sind. Denn Sojamilch, -quark, -joghurt und -käse gibt es mittlerweile auch bei uns in fast jedem Supermarkt.

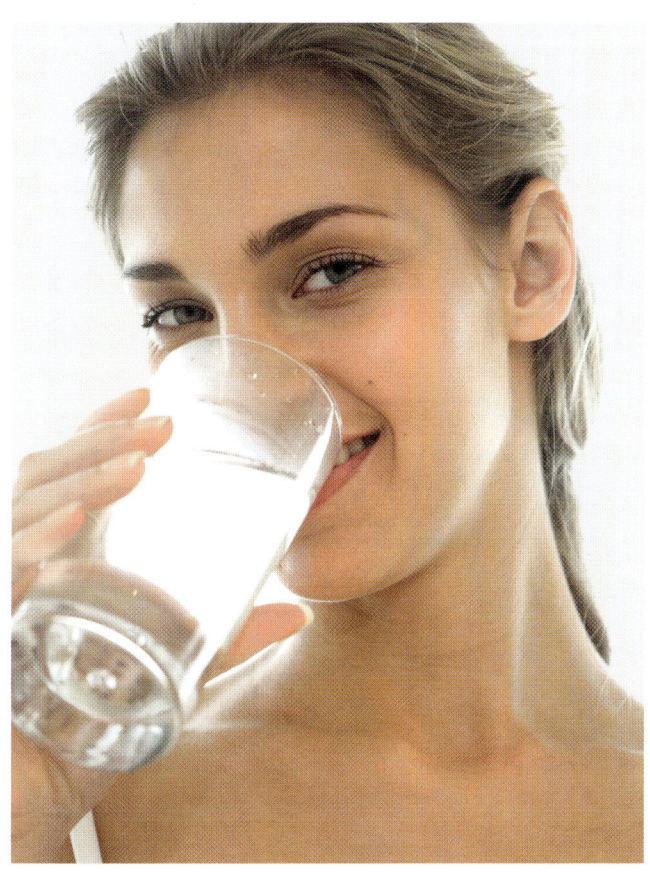

Etwas Gutes für Ihren Darm können Sie auch bei Laktoseunverträglichkeit tun: Ersetzen Sie Kuhmilch durch Sojamilch. Sie ist laktosefrei und zudem besonders reich an wichtigem Eiweiß.

Die Ursache der Laktoseintoleranz

In Mitteleuropa ist die Zahl der Betroffenen geringer, aber immerhin leiden etwa 20 Prozent auch bei uns nach Expertenschätzungen an einer Laktoseintoleranz, wie dieses Problem bezeichnet wird. Schon ein Joghurt oder ein Schluck Milch kann dann dazu führen, dass man mit Durchfall und Bauchschmerzen reagiert, wobei die verträgliche Menge des milchhaltigen Lebensmittels je nach Fall verschieden sein kann. Mancher verträgt buchstäblich keinen Tropfen Milch, andere können das Getränk in kleineren Mengen problemlos verarbeiten oder auch Käse und andere Milchprodukte.

Die Ursache für die Milchzuckerunverträglichkeit ist das Fehlen bzw. – in leichteren Fällen – die ungenügende Produktion des Verdauungsenzyms Laktase. Es spaltet den Milchzucker in seine Einzelbestandteile (Glukose und Galaktose) auf, damit sie ins Blut aufgenommen werden können. Das Verdauungsenzym kommt bei Mitteleuropäern normalerweise in der Dünndarmschleimhaut vor. Fehlt es oder ist es nur unzureichend vorhanden, gelangen größere Mengen des unaufgespaltenen Milchzuckers in die unteren Darmabschnitte. Dort freuen sich zwar die Bakterien über dieses Festmahl, doch für Betroffene beginnt eine Qual. Denn es bilden sich große Mengen an Gasen und organischen Säuren, die dafür sorgen, dass Wasser in den Darm strömt und sich die Peristaltik unnatürlich erhöht. Das führt dann zu den typischen Symptomen wie Bauchschmerzen, Völlegefühl, Durchfall und Blähungen.

Der Milchzuckerunverträglichkeit auf die Spur kommen

Wer den Verdacht hat, seine Beschwerden könnten mit Milch und Milchprodukten zusammenhängen, kann ihn vom Arzt relativ einfach und völlig schmerzlos abklären lassen.

Um festzustellen, ob eine Laktoseintoleranz vorliegt, führt der Arzt einen sogenannten oralen Milchzuckerbelastungstest mit der Verabreichung von 50 Gramm Milchzucker durch. Ob der Dünndarm genügend Laktase hat, um diese Menge vorzuverdauen, ist dann mit zwei Methoden nachweisbar:

• Der Mediziner misst einerseits den Anstieg des Wasserstoffgehalts in der Atemluft (Wasserstoff wird vermehrt abgeatmet, wenn Laktose unaufgespalten in den Dickdarm gelangt).

• Und er prüft, ob der Blutzucker ansteigt.

Ist der Wasserstoffanstieg im Atem zu hoch und der Blutzuckeranstieg zu niedrig, lautet die Diagnose eindeutig: Milchzuckerunverträglichkeit.

Was Sie vielleicht vertragen

Die meisten Betroffenen bekommen erst dann Probleme,
wenn sie mehr als etwa zehn
Gramm Milchzucker zu sich
nehmen. Und zum Glück vertragen viele auch speziell
Sauermilchprodukte wie Joghurt oder Dickmilch trotz der
Laktoseintoleranz sogar ziem-
lich gut. Denn hier helfen die
ebenfalls reichlich enthaltenen
Milchsäurebakterien der Sauer-

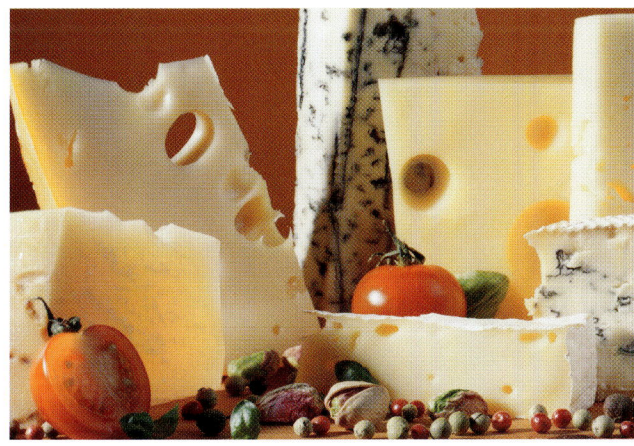

milchprodukte dabei, den Milchzucker im Darm abzubauen. Käse
vertragen ebenfalls viele durchaus ganz gut, denn hier wird der
Milchzucker ja bereits bei der Herstellung durch Fermentation
weitgehend abgebaut.

Wer Sauermilch und Käse trotz einer Laktoseunverträglichkeit gut
verträgt, hat nicht nur den Vorteil, relativ uneingeschränkt genießen zu können: Besonders bedeutsam ist hier auch der Fakt,
dass dadurch die Versorgung mit Kalzium gewährleistet bleibt.
Außerdem ist speziell die Milchsäure ja auch besonders wichtig
für eine gut funktionierende Darmflora.

*Etwas Gutes für Ihren
Darm können Sie tun,
wenn Sie trotz Laktose-
intoleranz Käse und
Sauermilchprodukte
vertragen. Käse liefert
den wichtigen Mineral-
stoff Kalzium und
Milchsäure unterstützt
Ihre Darmflora.*

Verdauungsstörungen durch Zöliakie oder Sprue

Schwere, anhaltende Durchfälle sind ein Alarmzeichen und oft
ein Hinweis auf eine Erkrankung, die bei Kindern Zöliakie, bei
Erwachsenen Sprue genannt wird. Bei davon Betroffenen können
die Zellen der Darmschleimhaut vermutlich aufgrund eines gene-
tisch bedingten Enzymdefekts den Eiweißbestandteil Gluten
(sogenanntes Klebereiweiß) in bestimmten Getreidesorten nicht

verdauen. Die Folge: Brot oder andere Getreideerzeugnisse, die aus Weizen, Roggen, Hafer oder Gerste hergestellt wurden, führen zu extremen Beschwerden. Bei schweren Durchfällen mit starker Abmagerung und auffälliger Schwächung ist daher ein Besuch beim Arzt unumgänglich.

Denn wird die Ursache nicht erkannt und behandelt, hat das ernste Folgen: Die Kranken verlieren an Gewicht, das Immunsystem bricht zusammen. Es entstehen schwere Mangelerscheinungen, die sonst nur Menschen aufweisen, die verhungern.

Was kann der Arzt für Sie tun?

Eine spezielle Blutuntersuchung, bei der man die durch den Kontakt mit Gluten entstehenden Antikörper nachweisen kann, lässt den Arzt eine Zöliakie bzw. Sprue meist schnell entdecken: Ähnlich wie bei einer Allergie lassen sich im Blut vieler Patienten spezielle Gliadin-Antikörper finden, die durch den Kontakt mit Gluten entstehen. Ein negativer Antikörpertest schließt allerdings eine Zöliakie oder Sprue nicht in allen Fällen sicher aus. In Zweifelsfällen wird der Arzt daher noch bei einer Darmspiegelung eine Gewebeprobe des Dünndarms entnehmen. Eine neue Messtechnik vereinfacht diese Gewebeentnahme: Sie erfolgt dabei mit Hilfe eines ein bis zwei Millimeter dünnen Kunststoffkatheters, der per Endoskop durch die Nase bis hinunter in den Dünndarm eingeführt wird.

Was Sie selbst tun können

Steht die Glutenunverträglichkeit als Ursache der Durchfälle fest, verschwinden die Symptome meist schnell, wenn man künftig konsequent auf sämtliche Getreideerzeugnisse verzichtet. Das ist zwar zunächst unbequem, aber heutzutage zum Glück kein allzu großes Problem mehr. Denn das Angebot an glutenfreien Backwaren wird immer größer. Im Kapitel »Gesund leben & essen: So beugen Sie vor« ab S. 71 finden Sie weitere Tipps zu Ernährungsalternativen bei Zöliakie.

Verdauungsstörungen durch Lebensmittelallergien

Von einer Lebensmittelallergie sind immer mehr Menschen betroffen – Experten erklären das mit der Zunahme der Verwendung
von aus vielen Einzelstoffen bestehenden Lebensmitteln sowie
mit der zunehmenden Verbreitung exotischer Lebensmittel.
Folgende Nahrungsmittel sind besonders oft Allergieauslöser:

- Säuglinge und Kleinkinder: Kuhmilch, Hühnerei, Soja
- Kinder und Jugendliche: Kuhmilch, Hühnerei, Soja, Nüsse,
  Getreide und Fisch
- Erwachsene: Fisch, Schalen- und Krustentiere, Sellerie und Nüsse

Im Übrigen gilt leider: Grundsätzlich kann jedes Nahrungsmittel
eine allergische Reaktion auslösen. Sie tritt immer dann auf,
wenn der jeweilige Auslöser (Allergen) über den Darm aufgenommen und aufgespalten wird. Dabei sind manchmal, aber nicht
immer Darm- oder Verdauungsstörungen die Folge: Nur jede
fünfte Allergie gegen ein Lebensmittel verrät sich durch Bauchschmerzen, Erbrechen oder Durchfall. Typische Anzeichen können auch Migräne, Müdigkeit, Juckreiz, Ekzem oder Asthma sein.

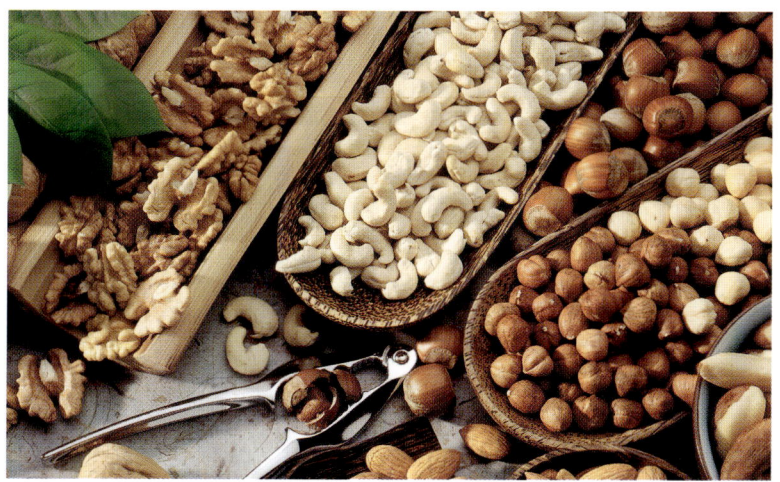

*Etwas Gutes für Ihren
Darm können Sie tun,
wenn Sie als Allergiker
testen lassen, ob Sie
Nüsse vertragen.
Reagieren Sie allergisch
darauf, müssen Sie lei-
der auf die ansonsten
so gesunde Knabberei
verzichten.*

Etwas Gutes für Ihren Darm können Sie tun, wenn Sie als Migräne-patient bedenken, dass durchaus eine Allergie auf bestimmte Lebens-mittel hinter den An-fällen stecken kann. Durch Verzicht auf diese Speisen entlasten Sie Ihren Darm und lindern zugleich die Migräne.

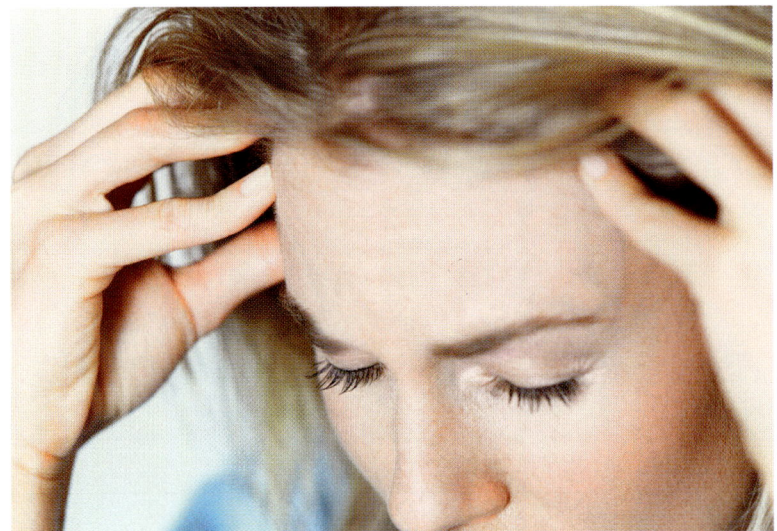

Um die Sache noch komplizierter zu machen: Moderne Lebens-mittel beinhalten häufig eine Mischung vieler verschiedener Stoffe, was es weiter erschwert, den eigentlichen Übeltäter zu enttarnen. Allerdings sind Forscher und Mediziner dabei, neue Wege zu finden, wie man den Allergenen doch auf die Spur kommt. So bewährt sich zunehmend, den Stuhl auf Abwehrstoffe des Körpers zu untersuchen. Eine andere neue Methode ist die Darmspülung: Der Arzt spült den Darminhalt mit Wasser heraus und lässt ihn im Labor untersuchen.

Vermeiden von Allergien bei Babys

Weil die Darmschleimhaut von Säuglingen noch nicht voll funkti-onsfähig ist, kann zu frühes Füttern mit Getreide, Kuhmilch oder Ei das Allergierisiko erhöhen. Das gilt besonders, wenn ein oder beide Elternteile ebenfalls allergisch reagieren. Als Vorbeugungs-maßnahme empfehlen Experten, bis zum Ende des sechsten Lebensmonats ein Baby möglichst ausschließlich mit Muttermilch zu ernähren. Vor allem Getreide sollte man Säuglingen frühestens ab dem siebten Monat geben.

Das Reizdarmsyndrom

Wer daran leidet, hält sich oft für schwer krank. Kein Wunder, denn beim sogenannten Reizdarmsyndrom (RDS) plagen die Betroffenen gleich mehrere Beschwerden wie Durchfall, Verstopfung, Blähungen, Krämpfe und Schmerzen abwechselnd oder gar gleichzeitig. Ganz typisch ist dabei: Während akuter Stressphasen verschlimmern sich die Symptome. Sie können so quälend sein, dass ungefähr ein Drittel der RDS-Patienten deswegen zum Arzt geht. Allerdings beginnt damit oft erst das wirkliche Leiden, denn organische Ursachen findet der Mediziner für die Beschwerden nicht.

Mögliche Ursachen des RDS

Das heißt jedoch keineswegs, wie manche meinen, dass die Betroffenen simulieren würden oder nur Hypochonder seien.

Etwas Gutes für Ihren Darm können spezielle Bauchmassagen bringen: Sie entspannen die verkrampfte Darmmuskulatur und sorgen für eine natürliche, regelmäßige Peristaltik.

Tatsächlich handelt es sich um ein chronisches und bislang unheilbares Leiden, bei dem sich nur die Auswirkungen lindern lassen. Die wahre Ursache für das RDS vermuten Experten im komplexen Nervensystem des Darmes. Sie gehen davon aus, dass bei den Betroffenen dieses Nervensystem im Darm hypersensibel und daher die Darmbeweglichkeit gestört ist: Die Übertragung der Reize, die für die Peristaltik sorgen, geht entweder zu langsam – was

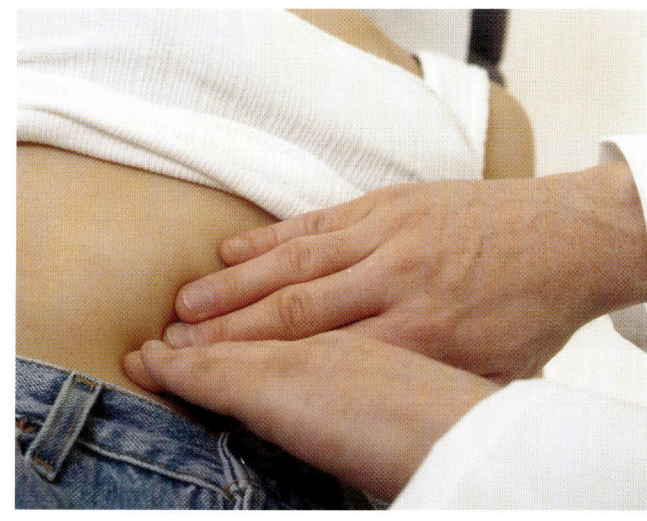

Verstopfung bedeutet – oder zu schnell, sodass Durchfälle entstehen.

Als wahrscheinlich gelten außerdem sowohl psychische Ursachen als auch genetische Gründe, also Vererbung und Veranlagung. Dass seelischer Stress oder Angst beispielsweise oft zu Durchfall führen, ist bekannt und nach Ansicht von Experten keineswegs Zufall (lesen Sie dazu bitte auch ab S. 46).

Behandlungsansätze bei RDS

Neuere Studien haben ergeben, dass Antibiotika oder eine bewusst ballaststoffarme Diät RDS-Patienten mit extrem starken Blähungen helfen können; bei Betroffenen mit sehr ausgeprägter Durchfallneigung scheinen oft bestimmte Mittel gegen Bluthochdruck zu wirken. Auch die Einnahme des Antidepressivums Paroxetin ist in einigen Fällen hilfreich: Mit diesem Serotonin-Wiederaufnahmehemmer (SSRI) konnten jedenfalls Forscher in mehreren Studien den Betroffenen Linderung verschaffen.

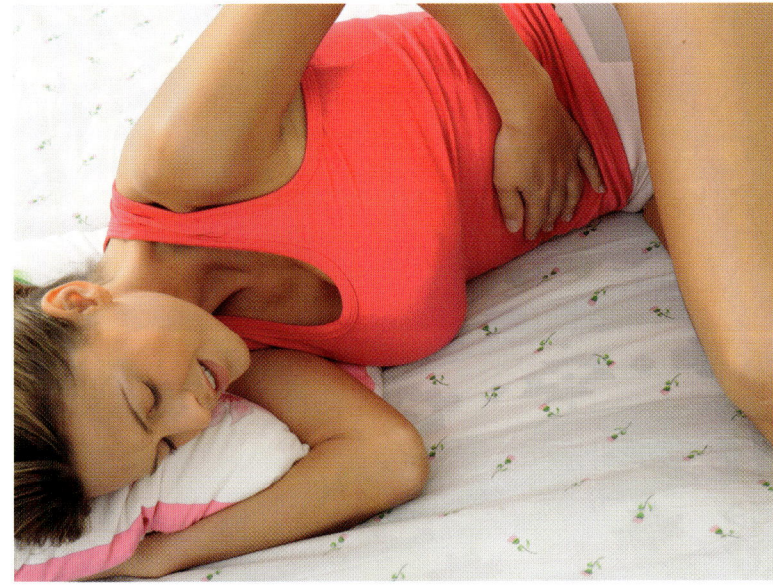

Etwas Gutes für Ihren Darm können Sie auch bei schwerem RDS tun: Reden Sie offen mit Ihrem Arzt, ob möglicherweise versteckte seelische Probleme die Ursache für Ihre Beschwerden sind. Zudem sollten Sie ihn auf die neuesten Behandlungsansätze ansprechen.

Chronisch entzündliche Darmerkrankungen

Morbus Crohn und Colitis ulcerosa sind chronische entzündliche Darmerkrankungen (kurz als CED bezeichnet), die sich in verschiedenen Teilen des Darmes ausbreiten und bis heute nicht heilbar sind. In Deutschland sind etwa 420000 Menschen davon betroffen.

Typische Symptome beider Erkrankungen sind Bauchkrämpfe, blutige Durchfälle, Fieberschübe und Gewichtsverlust. In manchen Fällen können auch Gelenkschmerzen, Hautveränderungen und Augenentzündungen auftreten. Die eigentliche Ursache sind Störungen im Abwehrsystem der Darmschleimhaut, deren Entstehung bis heute nicht wirklich geklärt werden konnten. Fest steht bislang nur: Jedes Jahr kommen ca. ein bis acht Neuerkrankungen pro 100000 Menschen hinzu; Frauen sind häufiger betroffen als Männer. Ab dem 30. Lebensjahr kommt ein Ausbruch einer CED nur noch extrem selten vor.

Colitis ulcerosa

Diese chronisch entzündliche Erkrankung der Schleimhaut des Dickdarms beginnt in aller Regel im Enddarm, kann sich aber dann von dort aus langsam auch in die tiefer gelegenen Dickdarmabschnitte ausbreiten.

Beschwerden

Das häufigste Symptom sind blutige, schleimige Durchfälle und Bauchkrämpfe, weshalb Ärzte nicht selten zuerst eine harmlosere Erkrankung wie beispielsweise Hämorrhoiden oder Fissuren (kleine Einrisse) vermuten.

Diagnose und Therapie

Eine zuverlässige und eindeutige Diagnose ermöglichte bis vor Kurzem nur die Darmspiegelung. Inzwischen gibt es eine zusätzliche Methode, die treffsicher eine Entzündung nachweisen kann: Forscher haben einen Marker namens Calprotectin gefunden, der im Stuhl das Vorliegen einer CED eindeutig nachweist. Calprotectin ist vor allem gut geeignet, einen bestehenden Verdacht zu erhärten und schon sehr frühe Krankheitsstadien zu erkennen. Dass es sich um eine entzündliche Darmkrankheit handelt – und nicht um einen Reizdarm oder eine andere Erkrankung –, erkennt der Arzt daran, dass bei einer Entzündung die Marker-Werte hoch sind, während sie bei einem Reizdarm unauffällig bleiben.

Wird eine Colitis ulcerosa festgestellt, hängt die Behandlung vom Schweregrad ab. In leichteren Fällen haben sich Salicylate bewährt, also Medikamente mit den Wirkstoffen Sulfasalazin und Mesalazin. Cortisonpräparate kommen nur bei schweren Krankheitsschüben zum Einsatz, denn sie greifen tief ins Immunsystem ein. Der Arzt verschreibt diese Medikamente also nur im Notfall und immer nur für einen möglichst kurzen Zeitraum. Gelegentlich werden auch Immunsuppressiva, also Wirkstoffe, die das Immunsystem unterdrücken, zur Colitis-ulcerosa-Behandlung eingesetzt.

Etwas Gutes für Ihren Darm können Sie tun, wenn Sie sich bei Beschwerden rechtzeitig vom Arzt untersuchen lassen. Ultraschall und Darmspiegelung sind sichere Methoden, um Erkrankungen wie Colitis ulcerosa auf die Spur zu kommen.

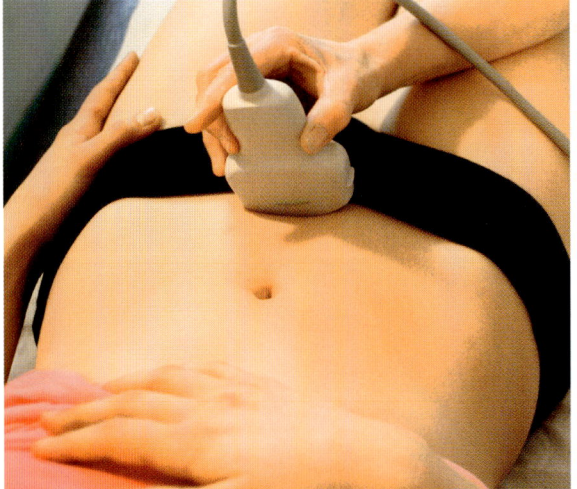

Morbus Crohn

Bei dieser chronischen Darmentzündung können sämtliche Abschnitte des Magen-Darm-Trakts vom Mund bis zum After betroffen sein. In der Regel aber sind vor allem der letzte Abschnitt des Dünndarms und der angrenzende Dickdarm entzündet.

Beschwerden

Die typischen Symptome für einen Morbus Crohn (so benannt nach seinem Entdecker) ähneln denen der Colitis ulcerosa, doch kommen hier zu sehr starken Leibschmerzen (meist im rechten Unterbauch) und schleimigen Durchfällen meist auch noch ein größerer Gewichtsverlust sowie Mangelerscheinungen (z. B. Eisenmangel) dazu.

Eine häufige Komplikation sind Darmfisteln (abnorme Verbindungsgänge zwischen zwei aneinanderliegenden Darmabschnitten) und Abszesse.

Bei Morbus Crohn gilt außerdem als charakteristisch, dass gesundes Darmgewebe sich mit erkranktem abwechselt. Zudem können auch an anderen Organen entzündliche Prozesse auftreten so beispielsweise an der Haut, der Regenbogenhaut der Augen oder an den Gelenken.

Diagnose

Die Diagnose eines Morbus Crohn ist keineswegs einfach. Es kann oft Jahre dauern, bis die von diesem Leiden geplagten Patienten endlich erfahren, an was sie erkrankt sind, und schließlich Hilfe finden.

Fachärzte führen meist etliche sogenannte endoskopische Untersuchungen durch, um einen Morbus Crohn verlässlich festzustellen. Spiegelungen von allen Darmabschnitten sowie im Zweifelsfall auch von Speiseröhre und Magen können einen Verdacht auf diese Erkrankung bestätigen bzw. entkräften.

Therapie

Morbus Crohn wird wie die Colitis ulcerosa behandelt (siehe dazu S. 34), ebenfalls abhängig vom Schweregrad.

Komplikationen wie beispielsweise Darmfisteln und Abszesse werden teilweise chirurgisch beseitigt, auch müssen bei vielen Patienten schwer erkrankte Darmabschnitte operativ entfernt werden.

Darmkrebs – das weitgehend vermeidbare Leiden

Darmkrebs ist die häufigste Krebsart in Deutschland. Jedes Jahr erkranken über 70 000 Menschen neu und rund 28 000 Betroffene sterben jährlich daran – ein unnötiger Tod, denn er ließe sich durch Früherkennung in den allermeisten Fällen vermeiden. Früh genug erkannt, ist der Tumor im Darm in über 90 Prozent der Fälle heilbar. Dass der Krebs gar nicht erst entsteht, ist außerdem nachweislich eine Frage der Lebensweise: Mit ballaststoffreicher Ernährung, Mäßigung bei Genussgiften wie Alkohol und Nikotin und körperlicher Bewegung lässt sich das Risiko stark begrenzen. Selbst bei Menschen, die erblich vorbelastet sind, sinkt so die Gefahr einer Erkrankung.

Neueste Forschung zur Vorbeugung

Neuerdings gibt es Hinweise darauf, dass auch die weiblichen Geschlechtshormone (Östrogene) vor Darmkrebs schützen können. Die Deutsche Krebshilfe fördert jetzt ein Forschungsprojekt an der Technischen Universität Dresden, das diese hormonelle Schutzwirkung genauer untersucht. Aus den Erkenntnissen könnten neue Medikamente zur Vorbeugung gegen Darmkrebs entwickelt werden.

Schützen Östrogene vor Darmkrebs?

- Die Wissenschaftler gehen davon aus, dass Östrogene anscheinend das Wachstum von Darmzellen regulieren, indem sie an bestimmte Bindungsstellen (Rezeptoren) der Zellen andocken. Dadurch aktivieren sie vermutlich einen Signalweg, der ein unkontrolliertes Zellwachstum verhindert. Solche Östrogenrezeptoren kommen in Darmzellen vermutlich in besonders großer Dichte vor.

- Die Dresdener Forscher untersuchen nun Gewebeproben aus dem Darm von Patientinnen mit und ohne Darmkrebs, um die Veränderungen im Zusammenhang mit Östrogenen festzustellen, und prüfen im Labor, wie sich hormonelle Substanzen direkt auf das Zellwachstum auswirken.
- Dabei möchten die Forscher auch den zellulären Wirkmechanismus des Östrogenrezeptors genauer aufklären und insbesondere diejenigen Gene untersuchen, die die östrogenbedingte Regulation von Wachstum und Sterben der Zellen kontrollieren.
- Sie erhoffen sich von dem Projekt Erkenntnisse, die auch zu neuen Vorbeugungsmöglichkeiten bei Darmkrebs führen sollen.

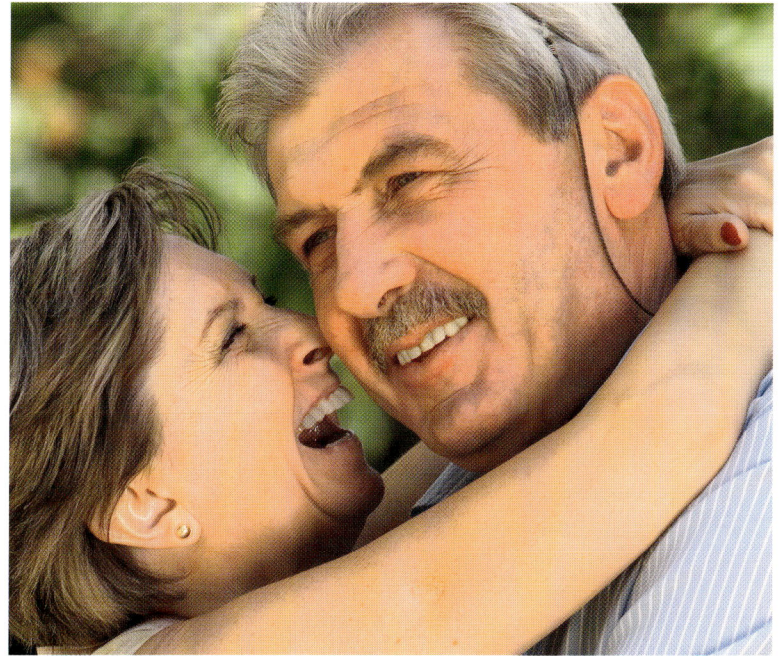

Etwas Gutes für Ihren Darm können Sie tun, wenn Sie ab dem 50. Lebensjahr die regelmäßigen Vorsorgeuntersuchungen für Darmkrebs wahrnehmen. Denn früh erkannt ist diese Tumorart sehr gut heilbar.

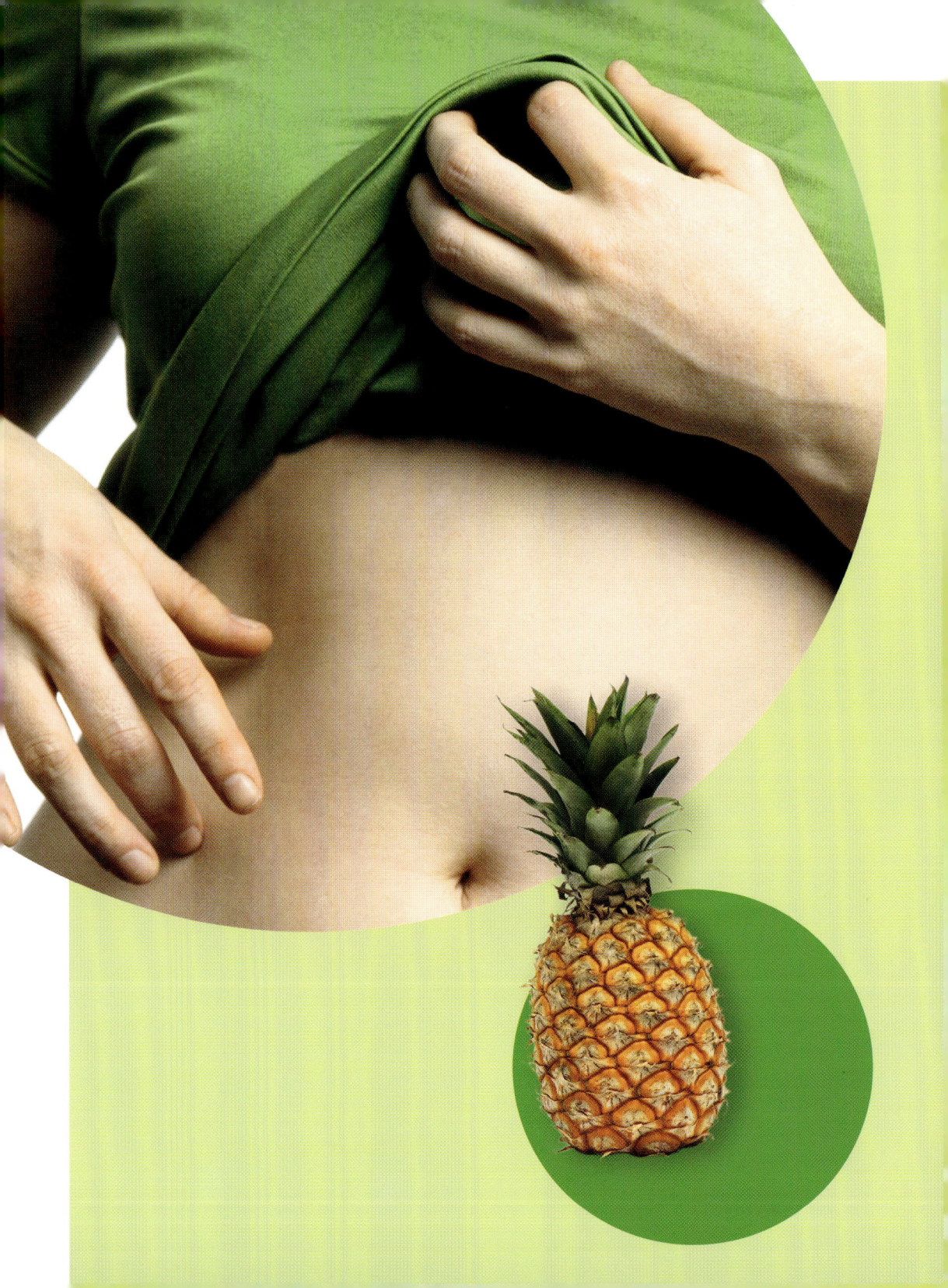

Der Darm - das zweite Gehirn

Unser Bauch als Nervenzentrum

Ein kleiner Ausflug in die Medizingeschichte

Bis vor wenigen Jahren hielten selbst die meisten Forscher und Experten den Magen-Darm-Trakt für eine Art Erfüllungsgehilfen des Gehirns, der zu gehorchen hätte, wenn der Kopf ihm etwas befiehlt.

Kaum nachvollziehbar, wenn man Folgendes weiß: Bereits vor rund 150 Jahren entdeckte der Mediziner Leopold Auerbach das Nervenzellen-Netzwerk in der Darmwand. Nach ihm wurde auch der Auerbachsche Plexus (Plexus nervosus myentericus) benannt: das Geflecht aus Nervenzellen, das die Motilität (Bewegungsvermögen) und Peristaltik (wellenförmig fortschreitende Wandbewegungen) des Verdauungssystems steuert. Doch nach dieser Entdeckung geschah einige Jahrzehnte nichts mehr, bis endlich ein englisches Forscherteam Auerbachs Erkenntnisse nutzte und weiterführte.

Das »Gesetz des Darmes«

Der Neuropathologe Leopold Auerbach

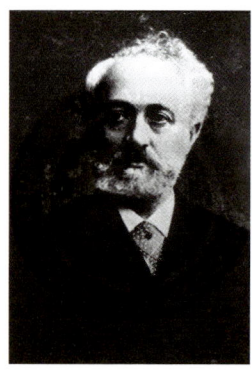

Die Mediziner William Bayliss und Ernest Starling entdeckten vor rund 100 Jahren das »Gesetz des Darmes«, das eine sensationelle Erkenntnis beinhaltet: Die Peristaltik bzw. die wellenartigen Bewegungen der Darmmuskulatur, die den Darminhalt vorwärts schieben, funktionieren auch dann, wenn der Darm keinerlei Verbindung mehr zum Gehirn besitzt.

Das ergab ein Aufsehen und damals auch Ärger erregendes Experiment der beiden Forscher in ihrem Londoner Labor: Sie wollten Auerbachs Forschungen vertiefen und öffneten zu diesem Zweck den Unterleib eines betäubten Hundes. Als Bayliss und Starling Druck auf ein Stück Darm des Hundes ausübten, reagierte das Gewebe mit den typischen, wellenartigen Muskelbewegungen, die den Darminhalt fortbewegen.

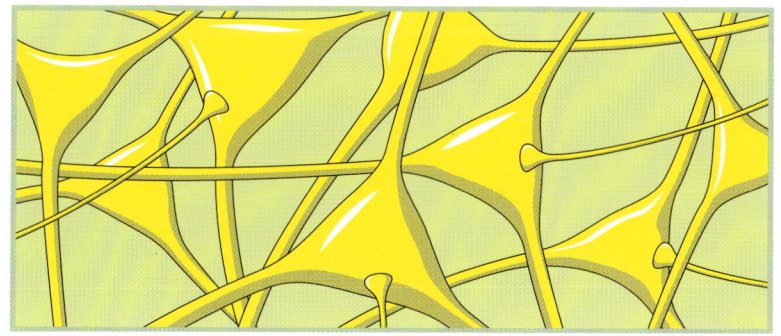

Etwas Gutes für Ihren Darm leisten die Nervenzellen in der Darmwand, die ein zweischichtiges Geflecht bilden: Sie steuern die Peristaltik sowie viele andere wichtige Funktionen des Körpers.

Ihre Vermutung: Das von Professor Auerbach entdeckte Nervennetz des Darmes steuert dessen Funktionen völlig selbstständig.

Der Darm als Lebensretter

Erstaunlich, aber wahr: Es dauerte fast ein weiteres Jahrhundert, bis auch moderne Fachleute zu dem Schluss kamen, dass die Vermutung der britischen Wissenschaftler tatsächlich zutraf. Erst jetzt bzw. seit wenigen Jahren bestätigen moderne Experten, dass der Darm aufgrund seiner höchst erstaunlichen Fähigkeiten sogar den Namen »Bauchhirn« verdient.

Heute befasst sich endlich ein eigener Zweig der Forschung – die Neurogastroenterologie – mit den komplexen Funktionen des »zweiten Gehirns« in unserem Bauch. Die wichtigste bisherige Erkenntnis ist, dass das Darmhirn unser Verdauungssystem kontrolliert, unsere Immunabwehr und auch seine Nachbarorgane steuert. Und zwar unabhängig von unserem Gehirn.

Das Gedächtnis im Darm

Eine erstaunliche Entdeckung der Forscher beweist: Das Bauchhirn ist mit seiner gesamten Struktur – also Zelltypen, Rezeptoren und Wirkstoffen wie den psychoaktiven Substanzen Serotonin, Dopamin oder Opiaten – eine genaue Kopie des Kopfhirns.

Der Darm verfügt sogar über ein eigenes Gedächtnis, das unter Umständen unser Leben retten kann. Wie funktioniert das? Ganz einfach: Das Bauchhirn speichert alle Informationen über die während eines Lebens durch den Darm geschleusten Nahrungsmittel und Getränke. Das sind, bei einem Alter von 75 Jahren, immerhin etwa 30 Tonnen Nahrung und 50 000 Liter Flüssigkeit – also Millionen von chemischen Substanzen und auch Millionen von Giften und Krankheitserregern.

Alles, was im Lauf der Jahre durch unsere Eingeweide rutscht, »merkt« sich unser Darm als unser größtes Immunorgan, das mehr als zwei Drittel unserer Abwehrzellen beherbergt. Diese Zellen wissen, Gut und Böse zu unterscheiden, was allein schon an ein Wunder grenzt. In unseren Eingeweiden leben ja neben nützlichen auch potenziell gefährliche Keime: Würden sie in den übrigen Körper gelangen, wäre das fatal bis tödlich. Doch die Darmwände verhindern das und melden über die Abwehrzellen dem Bauchhirn jede Gefahr. Das »zweite Gehirn« speichert also

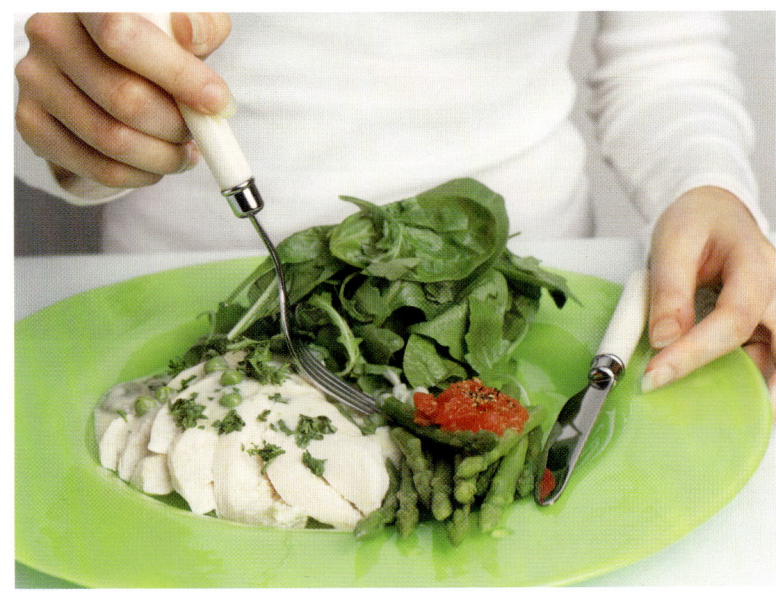

Etwas Gutes für Ihren Darm und den Rest Ihres Körpers tut das Bauchhirn: Es registriert alle gegessenen Nähr- und Giftstoffe und »merkt« sie sich. So können Abwehrkräfte aktiviert werden, wenn Gefahr droht.

alle Informationen und weiß im Wiederholungsfall sofort, ob Abwehr angesagt ist oder nicht. Das Gehirn hat damit nur sehr wenig zu tun; es arbeitet nur dann mit, wenn es um Gifte im eigentlichen Sinn geht. Ansonsten managt unser Darm bzw. das »zweite Gehirn« diese lebenswichtigen Aufgaben völlig selbstständig. Es besteht zwar ständiger Kontakt zwischen Kopf und Bauch, sodass die grauen Zellen stets Bescheid wissen, was sich im Körper gerade abspielt. Doch nur in Notfällen wie einer Vergiftung, wenn es akut ums Überleben geht, greift das Gehirn ein und meldet dem Darm zusätzlich, dass Gefahr im Verzug ist.

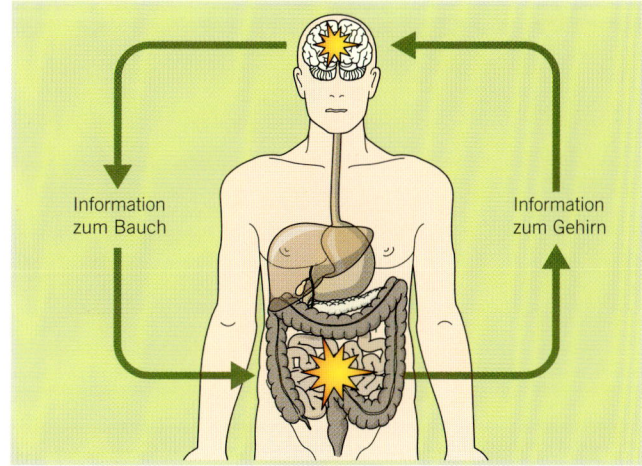

Information zum Bauch

Information zum Gehirn

Etwas Gutes passiert in Ihrem Darm: Sein Nervensystem steht in ständigem Kontakt mit dem Gehirn und »sendet« ihm lebenswichtige Infos. Nur echte Notfallsituationen meldet das Gehirn umgekehrt an den Darm.

Der Darm und seine Lust auf Zucker

Unser Bauch hat nicht nur sein eigenes Gedächtnis – er kann sogar »schmecken«: Neueste Forschungen ergaben, dass das Organ über die gleichen Geschmacksrezeptoren für Süßes verfügt wie die Zunge. Offenbar kann der Darm dadurch zwischen Zucker und künstlichen Süßstoffen unterscheiden. Bekommt er keinen Zucker, scheint er nach ihm zu verlangen – was eine sinnvolle Erklärung dafür wäre, dass Süßstoffe so oft beim Abnehmen nicht helfen und dass strenge Zuckerverbote Diäterfolge meist vereiteln. Die Wissenschaftler der Mount Sinai School of Medicine gehen davon aus, dass diese Rezeptoren mit entscheiden, wie der Darm Qualität und Menge der aufgenommenen Nahrung erkennt und bewertet. Sie hoffen, mit weiteren Forschungen dazu neue Therapieansätze zur Behandlung von Übergewicht und Diabetes (Zuckerkrankheit) zu finden.

Das Bauchhirn und die Seele

Jeder, der schon einmal Angst, Aufregung oder auch eine depri-
mierte Stimmung durchlebt hat, weiß: Fast immer machen sich
extreme Stimmungen auch darin bemerkbar, ob und wie wir auf
die Toilette müssen.

Man hat inzwischen nachgewiesen, dass beim ständigen Kontakt
zwischen Gehirn und Bauchhirn Signale ausgetauscht werden.
Und zwar zu etwa 90 Prozent von unten nach oben. Bei den rest-
lichen rund zehn Prozent aber meldet unser Kopf dem Bauch,
was sich gerade seelisch in uns abspielt:

- Bei Dauerstress drosselt der Darm prompt die Muskelaktivität,
  sodass sich die Verdauung verlangsamt.
- Bei akuter Angst hingegen, z. B. in einer Bedrohungssituation,
  werden die Abwehrzellen im Darm alarmiert: Die Folge ist dann
  oft der als »Schiss« berühmt-berüchtigte Durchfall.
- Selbstverständlich wirken sich auch positive Empfindungen
  entsprechend aus. Die Nervenzellen im Verdauungstrakt reagieren z. B. auf das Glückshormon Serotonin ebenso wie auf das

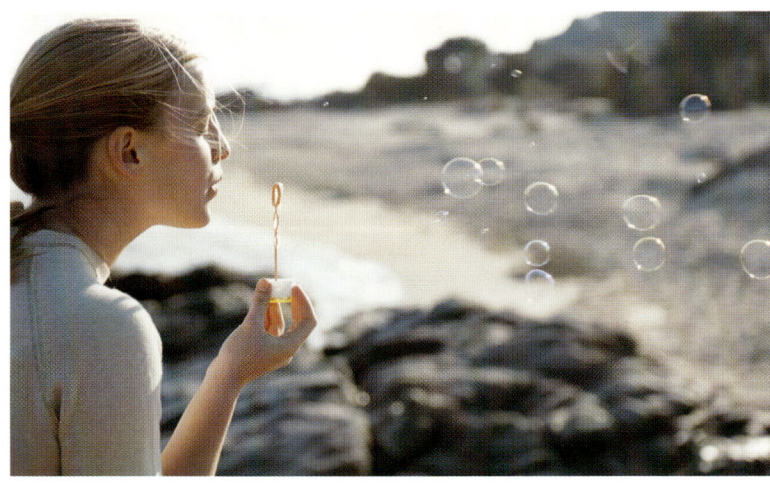

*Etwas Gutes für Ihren
Darm können Sie tun,
indem Sie überwiegend
entspannt bleiben und
viel Spaß am Leben
haben – dann stellt
sich eine geregelte Ver-
dauung meist fast wie
von selbst ein.*

Stresshormon Adrenalin und nehmen Entspannung genauso wahr wie Anspannung.

- Bei positivem »Input« jedoch sind die Folgen in unserem Bauch natürlich angenehmer. Sind wir ausgeglichen, fröhlich, zufrieden oder gar glücklich, funktioniert unsere Verdauung besser und die Abläufe harmonisieren sich.
- Vereinfacht kann man sagen: Was unserer Seele guttut, tut auch dem Darm gut – und dies wird vom Bauchhirn ebenso registriert wie Gefahr, Stress und unzuträgliche Nahrungsmittel.

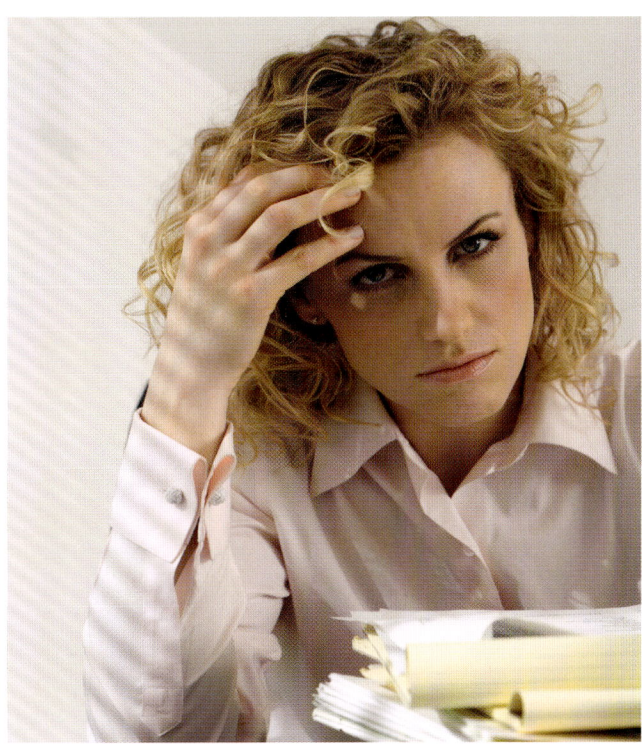

Gute Verdauung, gute Laune

Das Ganze funktioniert aber durchaus auch umgekehrt. Viele Menschen kennen es sicherlich von sich selbt: dass eine schlechte Verdauung beispielsweise für eher gereizte oder gedämpfte Stimmung sorgt – und dass wir uns insgesamt gleich viel vitaler und besser fühlen, wenn es mit der Verdauung problemlos klappt. Das wiederum hat durchaus handfeste Gründe: Unser Bauchhirn »weiß«, dass es gut und wichtig ist, verdaute Nahrungsreste möglichst schnell wieder loszuwerden. Geht das nicht, weil wir beispielsweise aufgrund unserer Ernährungsweise verstopft sind, reagiert es mit einem Mangel an Wohlbefinden.

Wir haben also bei Stress und Problemen im wahrsten Sinn des Wortes und nicht nur im übertragenen Sinn »Bauchweh«, »Bauchgrummeln« oder ein »ungutes Gefühl im Bauch«.

Etwas Gutes für Ihren Darm können Sie tun, wenn Sie Überlastungen, Stress und Ängsten möglichst frühzeitig entgegenwirken. Denn sonst reagiert das Bauchhirn auf Dauer mit einer schlechten Verdauungsleistung und Beschwerden.

Etwas Gutes entsteht in Ihrem Darm: das berühmte Bauchgefühl. Vertrauen Sie darauf, wenn Sie sich nicht entscheiden können, es hilft oft besser weiter als rationale Überlegungen.

Wer »aus dem Bauch heraus« entscheidet oder seinem »Bauchgefühl« vertraut, macht es nach neuesten wissenschaftlichen Erkenntnissen instinktiv richtig. Denn eines ist mittlerweile klar: Das hochkomplexe Nervennetzwerk des Darmes beeinflusst den Kopf mindestens genauso stark wie der Kopf den Bauch.

Der Darm als Schaltzentrale für die Seele

Es liegt also auf der Hand, was Mediziner und Fachleute mit ganzheitlicher Sichtweise daraus schließen: Die Seele und ihre Verfassung bestimmen mit, wie unser Darm funktioniert – und umgekehrt kann der Zustand unserer Eingeweide sich bei psychischen Problemen verschlechtern. Für umso wichtiger halten daher die Experten, dass unsere Seele ausgeglichen ist oder – wenn die Balance gestört ist – wieder zum Gleichgewicht zurückfindet. Ebenso wichtig ist aber auch, dass wir unserem Darm Nahrung gönnen, die ihm guttut. Der Ansatz bei einer gestörten Verdauung muss also zumindest zwei Voraussetzungen erfüllen, damit es uns besser geht: Wir müssen unsere Ernährung und unsere Lebensweise so ändern, dass Körper und Seele beide wieder zu ihrem Recht kommen.

Fatale Folgen im Darm bei Dauerstress
Die neuesten Studien zeigen: Schütten die Immunzellen im Darm wegen psychischer Belastung über längere Zeit Entzündungssubstanzen und Stresshormone aus, kann das auf Dauer sogar Gehirnzellen schädigen bzw. zerstören. Schlimmstenfalls droht ein nachweisbarer Abbau des limbischem Systems (Sitz der Emotionen) und des Frontalhirns, der auch bei Patienten mit einer echten Depression zu beobachten ist. Es ist daher nach Ansicht von Forschern keineswegs ein Zufall, dass mindestens 40 Prozent der von einem Reizdarm Betroffenen gleichzeitig an einer Angststörung oder Depression leiden.

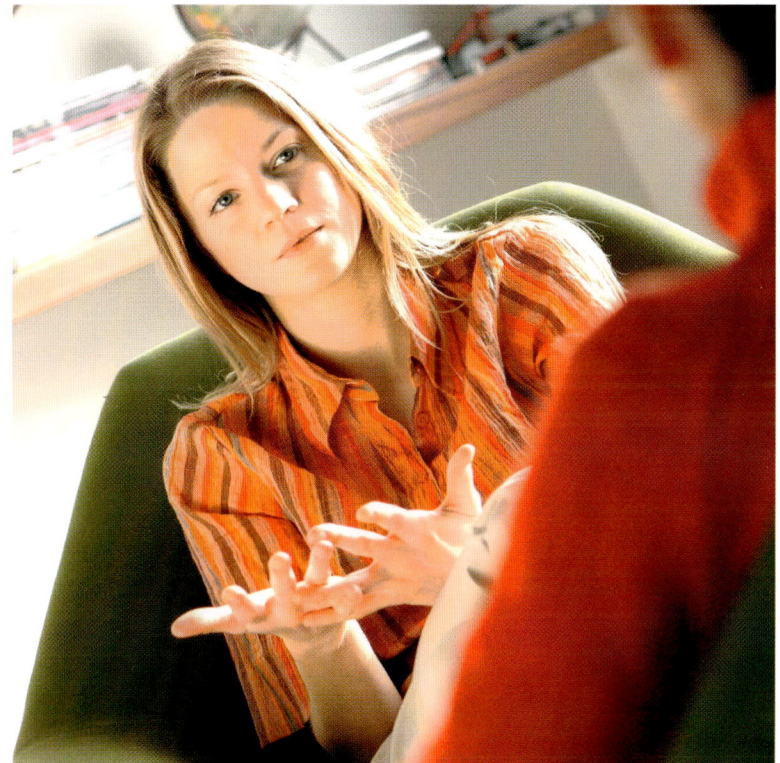

Etwas Gutes für Ihren Darm können Sie tun, wenn Sie sich um Ihre Seele kümmern, eventuell mit Hilfe eines Therapeuten. Denn der Darm reagiert auf Sorgen, Kummer, Ängste, Stress und Depressionen sehr empfindlich.

Sorgen Sie für Ihr Seelenheil

Was Sie für Ihren Körper bzw. speziell für einen gesunden Darm mit Ernährung und Bewegung tun können, erfahren Sie ab S. 71. Was Ihre Seele braucht, ist sicher nicht immer so leicht umsetzbar. Nicht jeder Konflikt, beispielsweise in Partnerschaften oder beruflichen Beziehungen, lässt sich so ohne Weiteres abschaffen. Auch ernsthafte Störungen wie tief sitzende Ängste oder Depressionen kann man nicht einfach wegzaubern. Dennoch ist es eben auch für Ihren Darm und damit für Ihre Abwehrkräfte von enormer Bedeutung, dass Sie selbst schwerwiegende seelische Probleme angehen. Helfen kann dabei ein Psychotherapeut oder ein Psychologe.

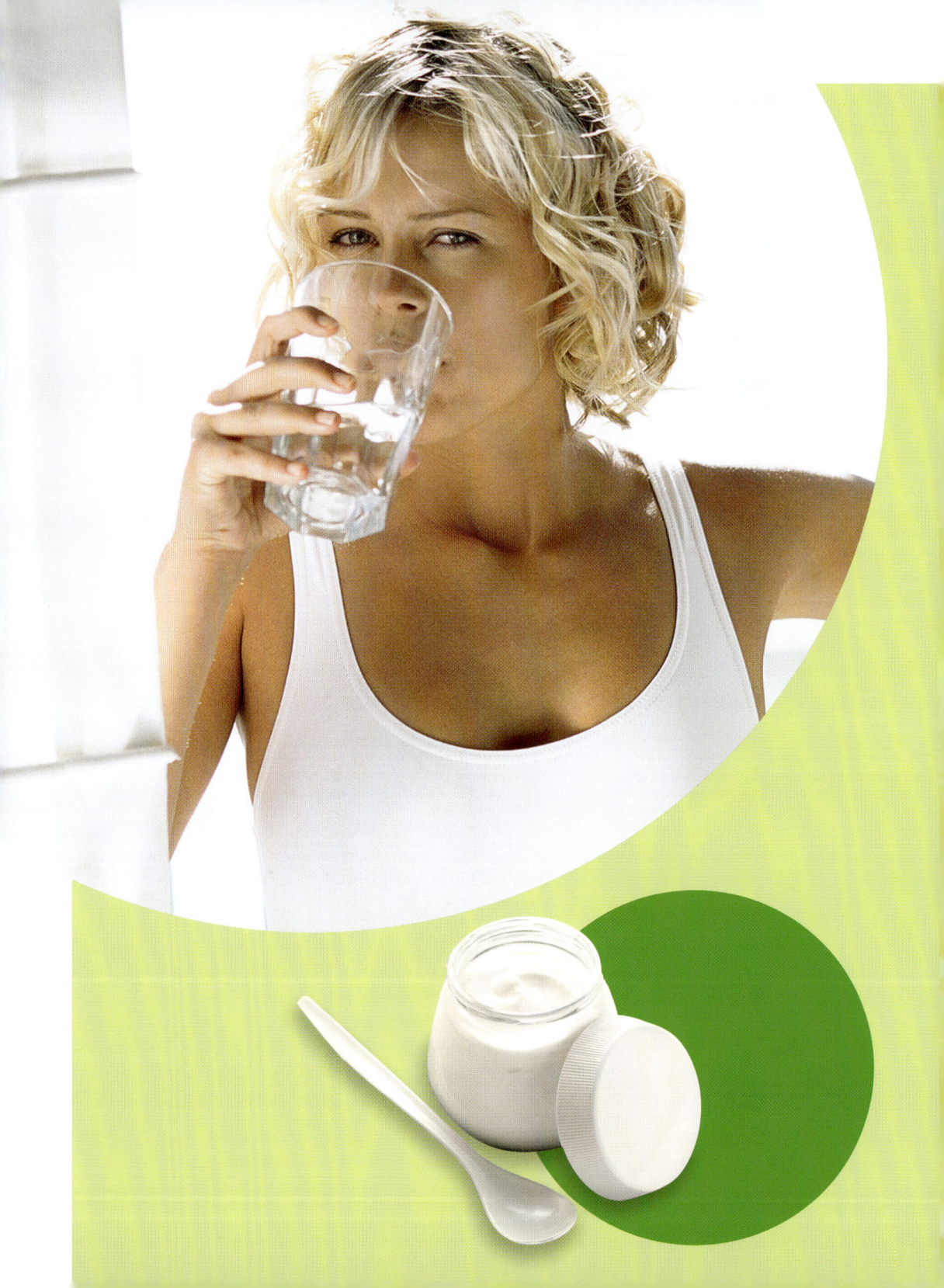

Sanfte Heilung
für den Darm

Heilsame Milchsäurebakterien

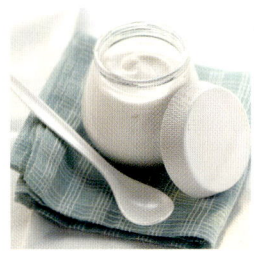

Etwas Gutes für Ihren Darm können Sie tun, indem Sie möglichst oft Milchsäurebakterien in Naturjoghurt zu sich nehmen. Es gibt kaum etwas Besseres für eine gesunde Darmflora.

Auf der Suche nach einer wirksamen Waffe zur Vorbeugung gegen Darmkrebs entdeckten Wissenschaftler die Milchsäurebakterien als wichtige Helfer. Und sie begannen, systematisch zu erforschen, was genau Laktobazillen (Milchsäurebakterien, also Keime, die Milchsäure produzieren) für die Gesundheit tun können.

Bis heute sind die Ergebnisse keineswegs abgeschlossen, aber vieles weiß man inzwischen definitiv. So herrscht kein Zweifel daran, dass Milchsäurebakterien im Darm beim Verdauen von Milch bzw. dem darin enthaltenen Milchzucker (Laktose) helfen, dass sie die Peristaltik des Darmes anregen, eine nicht mehr intakte Darmflora regenerieren und das Immunsystem aktiv anregen. Es gibt sogar Stämme unter den Laktobazillen, die darüber hinaus noch Krankheitserreger unschädlich machen, den Cholesterinspiegel senken, nachweislich das Darmkrebsrisiko vermindern und Durchfall stoppen.

Probiotika bei Darmstörungen

Ob Durchfall, Verstopfung, Blähungen oder Reizdarmsyndrom (RDS, siehe S. 31 ff.): Es ist keineswegs Einbildung oder ein leeres Werbeversprechen, dass Joghurt oder andere »probiotische« Milchprodukte solche Störungen lindern und schneller heilen können. Neue Forschungen ergeben immer wieder: Probiotika, also lebensfreundliche Bakterien, helfen nachweislich:

- Das regelmäßige Löffeln von probiotischen Joghurts kann beispielweise die Dauer einer durch Antibiotika verursachten Durchfallerkrankung nachweislich verkürzen.
- Doch auch bei Verstopfung lindern Probiotika die Beschwerden. Das scheint widersinnig, ist aber leicht erklärbar: Da Laktobazillen die Verdauung von Milchzucker ebenso fördern wie

Warum gilt rechtsdrehender Joghurt als gesünder?

Bauen Milchsäurebakterien Kohlenhydrate wie z.B. Laktose (Milch-zucker) ab, entsteht je nach Bakterienstamm rechts- (L+) oder links-drehende (D–) Milchsäure. Streptococcus- und Bifidusbakterien bei-spielsweise produzieren vorwiegend rechtsdrehende Milchsäure, durch Lactobacillus acidophilus entstehen beide Säuren in etwa der gleichen Menge. Die Bakterien, die L+-Milchsäure herstellen, sind auch diejenigen, die sogenannten probiotischen Milchprodukten zugesetzt werden. Ihr Hauptvorteil: Sie sind besonders robust ge-genüber der aggressiven Magensäure und erreichen den Darm daher lebend. Und genau das ist entscheidend für die Wirkung.

Dass Milchsäure-bakterien Ihrem Darm etwas Gutes tun, beweisen neue Studien, in denen damit Durch-fälle schneller geheilt und sogar Reizdarm-symptome deutlich gelindert wurden.

die Beweglichkeit des Darmes, bringen sie einen trägen Darm wieder auf Trab.

• Schwedische Wissenschaftler konnten sogar die positive Wir-kung von Probiotika bei einem Reizdarm nachweisen. Beson-ders interessant ist dabei: Die 50 Studienteilnehmer, die seit mindestens drei Monaten an den Beschwerden eines Reiz-darmsyndroms litten, wiesen alle auffallend niedrige Zahlen von Laktobazillen und Bifidusbakterien im Darm auf, die zu einer gesunden Darmflora gehören. Zwei Wochen lang nahmen die Probanden täglich entweder ein probiotisches Milchprodukt ein oder ein Placebo (Mittel ohne Wirkstoff). In der Gruppe, die Probiotika zu sich nahm, fühlten sich nach 14 Tagen 38 Prozent der Personen besser: Sie hatten weniger Schmerzen und an-dere Symptome wie Blähungen. Nach weiteren zwei Wochen waren es über 50 Prozent – während in der Placebogruppe die Zahlen nur bei 18 bzw. elf Prozent lagen.

Probiotika – im Team besonders heilsam

Wer seinen aus dem Gleichgewicht geratenen Darm wieder ins Lot bringen möchte, hat also mit probiotischen Milchprodukten gute Chancen. Und sicher ist auch: Je mehr Milchsäurebakterien sich im Darm tummeln, desto gesünder ist die Darmflora und desto weniger anfällig für Störungen sind wir.

Präbiotika für den Darm

- Man kann aber noch etwas dafür tun, dass diese »guten« Keime möglichst zahlreich vertreten sind: zusätzlich so viel sogenannte Präbiotika wie möglich essen. Unter Präbiotika versteht man Ballaststoffe und unverdauliche Kohlenhydrate aus pflanzlichen Nahrungsmitteln. Zu den wichtigsten gehört beispielsweise der lösliche Ballaststoff Inulin, der von Natur aus vor allem in Chicorée, Topinambur, Spargel, Artischocken und Weizen vorkommt.

- Das doppelt Gute an Präbiotika: Sie sorgen zum einen für eine reibungslos funktionierende Verdauung, zum anderen ernähren sie aber auch die probiotischen Milchsäurebakterien im Darm. Prä- und Probiotika zusammen zu essen, bringt also den besten Effekt für eine gesunde Darmflora.

- Will man die nützlichen Bakterien in der Darmflora bei Laune halten und sogar regelrecht züchten, empfiehlt es sich, den Ballaststoff Inulin in der Apotheke zu erstehen und in Joghurt, Milch oder Müsli zu rühren. Das leicht lösliche, weiße Pulver schmeckt eher neutral und ist selbst für Kinder einfach zu schlucken. Starten Sie am besten mit einem Esslöffel täglich; wer sehr empfindlich ist, fängt mit der Hälfte an.

Wer auf Präbiotika besser verzichtet

So hilfreich und positiv Pro- und Präbiotika in den meisten Fällen für alle sind, deren Darmfunktion gestört ist: Auch bei diesen gesunden Stoffen bestätigen Ausnahmen die Regel.

Wer zu Durchfällen neigt, sollte von Inulin und anderen löslichen Ballaststoffe besser nur kleine Mengen zu sich nehmen. Achten Sie darauf, ob sich dadurch der Stuhl verändert: Wird er flüssiger bzw. verstärken sich die Durchfälle, lassen Sie die Präbiotika besser weg.

Wirksame Hilfe bei Reizdarm

Mögliche Behandlungsansätze

Ein Reizdarmsyndrom verursacht meist verschiedene Beschwerden, die mit unterschiedlichen Behandlungsmethoden angegangen werden können.

- Außer beruhigenden Kräutertees und einer Wärmflasche auf dem schmerzenden Leib kann auch ein feuchtwarmer Bauchwickel Erleichterung bei Krämpfen bringen.
- Manchen Betroffenen hilft Heilfasten, doch sollte das nie ohne Absprache mit dem Arzt erfolgen.
- Wer es sich leisten kann oder wessen Krankenversicherung dafür aufkommt, der ist mit Akupunktur nachweislich gut bedient: Die Studie eines Heidelberger Forscherteams zeigte, dass es den 43 teilnehmenden Patienten half, als sie fünf Wochen lang jeweils zweimal wöchentlich akupunktiert wurden.

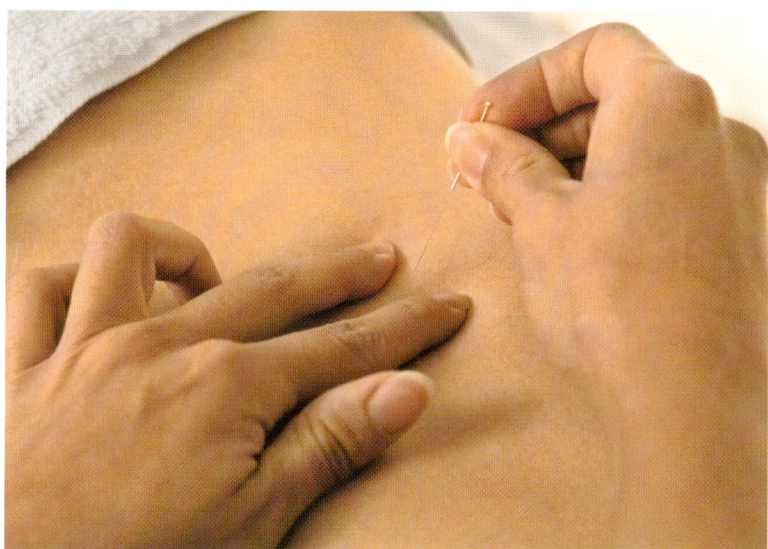

Etwas Gutes für Ihren Darm erzielen Sie, wenn Sie sich bei Reizdarmbeschwerden mit Akupunktur behandeln lassen. Die Wirkung der alten chinesischen Heilmethode bei RDS ist inzwischen auch wissenschaftlich nachgewiesen.

Die Ärzte konnten einen positiven Effekt auf den Teil des vegetativen Nervensystems feststellen, der Erholung und Entspannung fördert. Durch Messungen im Speichel der Patienten fanden sie außerdem heraus, dass unter der Akupunkturbehandlung der Spiegel des Stresshormons Kortisol im Blut sinkt. Darüber hinaus gaben alle Testpersonen an, deutlich weniger Schmerzen zu verspüren.

Was Sie sonst noch tun können

Etwas Gutes für Ihren Darm können Sie tun, indem Sie oft Chicorée auf den Speiseplan setzen. Das Gemüse enthält Bitterstoffe, die den gereizten Darm beruhigen, sowie reichlich Inulin, einen wichtigen Ballaststoff.

Doch auch zu Hause und ohne weitere Mittel lassen sich typische RDS-Symptome selbst lindern:

- Essen Sie leicht und nur Lebensmittel, die Sie erfahrungsgemäß gut vertragen.
- Lassen Sie sich viel Zeit beim Essen, kauen Sie langsam und gründlich.
- Zusätzlich zu Kräutertees hilft vielen Reizdarmpatienten auch ein Fertigpräparat mit Minzöl, beispielsweise in Form von Kapseln, das man rezeptfrei in der Apotheke erhält.

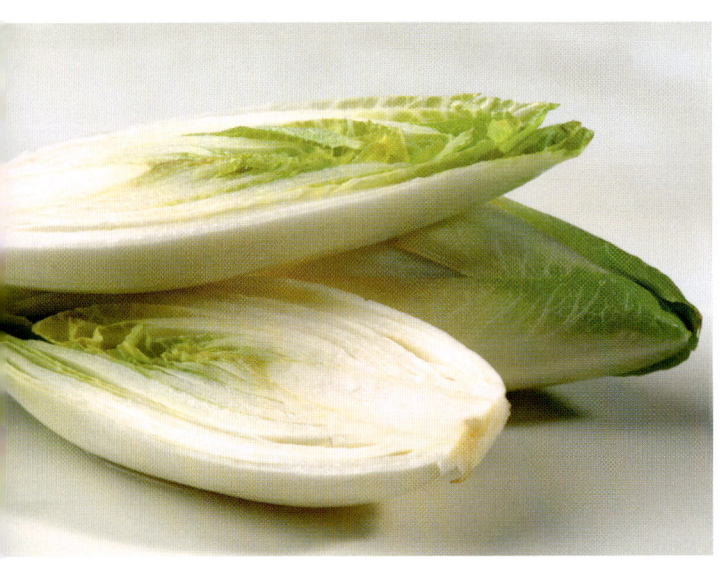

- Bitterstoffreiche Lebensmittel wie Chicorée, Artischocken oder Radicchio können den schmerzenden Bauch ebenfalls besänftigen. Wer Rohkost nicht verträgt, kann Extrakte aus diesen Pflanzen auch in der Apotheke rezeptfrei in verschiedenen Zubereitungsformen erhalten.
- Versuchen Sie, akuten Stress zu meiden, und führen Sie möglichst auch regelmäßig Entspannungsübungen durch. Sorgen Sie insgesamt für viel Ruhe und ausreichend Schlaf.

Wirksame Hilfe bei Durchfall

Weil Durchfall, wie schon gesagt, eine wichtige Funktion zum schnellen Abtransport von schädlichen Keimen hat und selbst normalerweise nicht krankhaft ist, sollte man ihn keinesfalls zu früh stoppen. Ohnehin verschwinden die Symptome in der Regel schon nach wenigen Tagen.

Bis dahin gilt: keine feste Nahrung, aber so viel trinken, wie man nur schafft. Denn bei Durchfall scheidet der Körper neben Flüssigkeit auch wichtige Nährstoffe wie Mineralsalze aus. Nicht zuletzt deshalb fühlen wir uns bei einem »Flotten« meist so schwach und ausgelaugt.

Viel trinken!

- Wer die Verluste durch das Trinken von mindestens zwei Litern Kräutertees und salziger Brühe täglich ausgleicht, hilft dem Darm bei seiner Entgiftungsarbeit und fühlt sich auch gleich etwas besser.
- Probiotische Getränke aus dem Kühlregal, möglichst ungesüßt, können ebenfalls in vielen Fällen dazu beitragen, die stark strapazierte Darmflora wieder zu regenerieren.
- In vielen Trend-Cafés gibt es Pfefferminztee für Gesunde als besonders delikates Getränk – und wenn Sie an Darmbeschwerden leiden, tut Ihnen ein Tee aus frischer Minze natürlich besonders gut! Probieren Sie es einmal aus; das Aroma der ätherischen Öle ist noch intensiver als bei getrockneten Pfefferminzblättern: Überbrühen Sie dazu pro Becher zwei bis drei Stiele Minze mit sprudelnd kochendem Wasser und lassen Sie die Mischung sechs bis acht Minuten lang ziehen. Sie können die Stiele danach entfernen, müssen es aber nicht. Wer mag, kann auch die Hälfte der Minze durch frische Zitronenmelisse ersetzen.

Wichtig für Babys, Kranke und ältere Menschen, die an Durchfall erkrankt sind

Die Natrium- und Kaliumverbindungen, die bei Durchfall in großen Mengen mit dem Stuhl ausgeschieden werden, heißen bei Medizinern auch Elektrolyte. Diese Natrium- und Kaliumsalze benötigt der Körper u. a., um den Wasserhaushalt regulieren zu können.

- Für Säuglinge, Kleinkinder und ältere sowie schwer kranke Menschen können die Elektrolytverluste bei Durchfall gefährlich werden, denn sie können dadurch regelrecht austrocknen. Hier ist es ratsam, den Salzverlust durch Elektrolytgemische mit Natrium, Kalium, Chlorid und Glucose auszugleichen, die man in der Apotheke als Fertigpräparat bekommt.
- Notfalls können Sie ein solches Gemisch auch selbst herstellen: Lösen Sie dazu fünf Teelöffel Traubenzucker und einen halben Teelöffel Kochsalz in einem Glas Wasser auf.

Wichtiger Hinweis

Zögern Sie nicht, im Zweifelsfall umgehend den Arzt aufzusuchen oder – nachts und am Wochenende – den Notarzt zu rufen, wenn bei einem Baby oder einem anderen Risikopatienten starke Durchfälle auftreten. Kommen zum Durchfall sehr starke Koliken und Schmerzen, Fieber und/oder auffallende Mattigkeit und Verwirrtheit hinzu, sind das Warnzeichen, die schnelles Handeln notwendig machen

Etwas Gutes für Ihren Darm können Sie tun, wenn Sie bei Durchfall den hohen Flüssigkeitsverlust mit Tees aus Heilkräutern wie Pfefferminze oder Kamille ausgleichen.

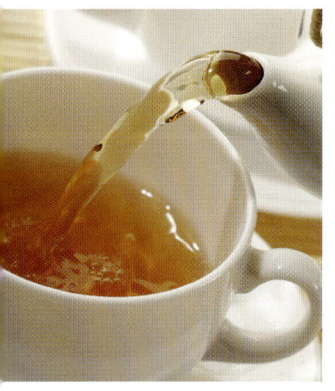

Was noch beim Entgiften hilft

Medizinische Kohle

Im Gegensatz zu Mitteln, die den Durchfall stoppen und dazu den Darm regelrecht lähmen, sind Kohletabletten durchaus sinnvoll. Denn medizinische Kohle bindet Giftstoffe bzw. Viren und

Heiltee gegen Durchfall

Die folgende Teemischung können Sie aus in der Apotheke gekauften Heilkräutern selbst herstellen. Sie wirkt antiseptisch, gärungswidrig, entzündungshemmend und beruhigend bei Durchfällen jeder Art, ohne Nebenwirkungen zu haben. Der Tee ist daher auch für Säuglinge und kleine Kinder gut geeignet.

Zubereitung
- Je 20 Gramm Kamillenblüten, zerstoßene Kümmelfrüchte, getrocknete Thymian- und Malvenblätter sowie je 10 Gramm Ringelblumenblüten und Brombeerblätter mischen. In ein gut schließendes Glas oder eine Dose geben.
- Bei Durchfall jeweils 1 gehäuften Esslöffel der Kräutermischung mit 150 Milliliter kochendem Wasser übergießen. Abdecken und 8 bis 10 Minuten lang ziehen lassen. Durch ein Sieb abgießen, eventuell mit etwas Honig (keinen Süßstoff verwenden, er wirkt abführend!) süßen.
- Mehrmals täglich 1 Tasse des frisch aufgebrühten Tees trinken.

Andere Kräuter und Pflanzen, die helfen
Frauenmantel, Gänsefingerkraut, Jambulbaumrinde, Johannisbeere, Odermennig, Perlenschnur, Uzarawurzel und Indischer Wegerich.

Bakterien im Darm, saugt sie auf und hilft dabei, sie schneller loszuwerden.

Heilerde
Das Gleiche gilt auch für Heilerde: Nehmen Sie dazu extrafeines Pulver für die innerliche Anwendung, das es in Drogerien und Apotheken gibt, und lösen Sie es nach Anweisung des Herstellers in Wasser oder Tee auf.

Weitere Hilfen zur Entgiftung
- Wer mag, kann außerdem getrocknete Heidelbeeren langsam kauen.
- Sobald der akute Durchfall nachlässt, ist feste Nahrung wieder erlaubt. Bis zum Abklingen der Beschwerden essen Sie am besten zerdrückte Bananen, geriebene Äpfel, Joghurt und Reis. Der

Vorteil dieser Lebensmittel: Der Darm wird nicht belastet, aber die Darmflora erhält eine geeignete Aufbaunahrung. Vor allem fein geriebener Apfel versorgt den Körper mit Vitaminen und den Darm mit Pektinen, die Giftstoffe binden und für deren rasche Ausscheidung sorgen.

Sanfte Hilfe bei akutem Durchfall

Während die häufig verwendeten, sogenannten Mobilitätshemmer – also Medikamente, die die Darmbewegungen hemmen – zwar helfen, aber leider im Gegenzug dann zu Verstopfung führen, kann ein rein natürliches Mittel weit sanfter wirken. Blutwurz – der seinen Namen dem blutroten Saft aus den Wurzeln verdankt – ist der volkstümliche Name des Tormentill. Der Extrakt des Wurzelstocks gilt als ausgesprochen gut verträglich und äußerst wirksam bei Durchfall. Präparate daraus funktionieren durch die Gerbstoffe, die der Blutwurz enthält: Sie legen sich wie ein schützender Film auf die Darmschleimhaut und helfen dabei, den Flüssigkeitsverlust zu verringern. Auf diese Weise wird der Stuhl nach und nach fester. Blutwurzpräparate bekommen Sie rezeptfrei in der Apotheke. Da sie gegen jede Art von Durchfall wirken, sollten sie in keiner Haus- und Reiseapotheke fehlen.

Etwas Gutes für Ihren Darm können Sie bei Durchfall tun: Setzen Sie auf die Heilkraft der Tormentillwurzel (Blutwurz). Präparate erhalten Sie rezeptfrei in der Apotheke.

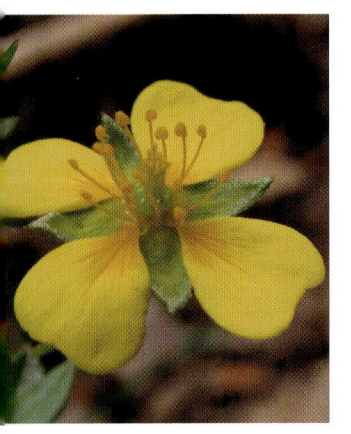

Das schmeckt und schont bei Durchfall

Unser Bauch ist schlau, wie Sie ja schon aus dem vorangegangenen Kapitel wissen: Bei akutem Durchfall meldet er selten Hunger und Appetit schon gar nicht. Das ist auch gut so, denn der Körper braucht jetzt – wie gesagt – vor allem Flüssigkeit und Salz. Doch wenn die ärgsten Beschwerden abklingen, knurrt der Magen und die Lust auf etwas festere Nahrung kommt langsam wie-

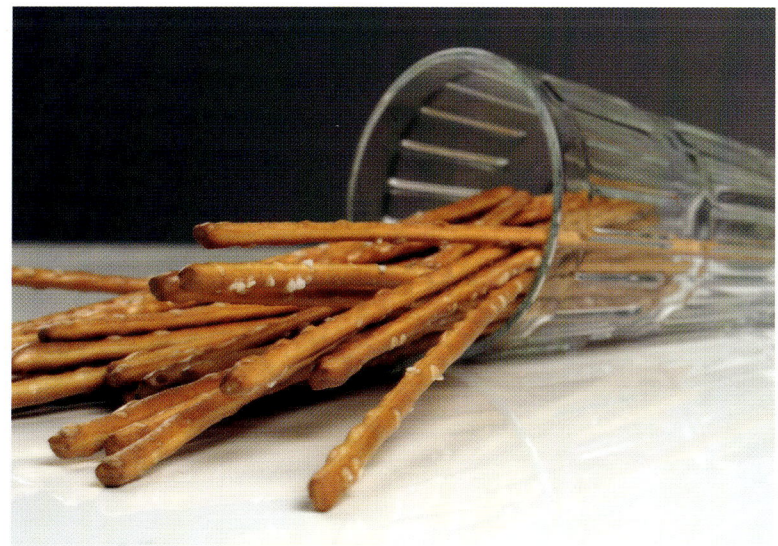

Etwas Gutes für Ihren Darm können Sie tun, indem Sie auf Groß-mutters Rat hören: bei Durchfall zu Salzstan-gen greifen. Das fett-freie Gebäck belastet den Darm nicht und liefert wichtiges Salz.

der. Dann gleich zu ganz normaler Kost zu greifen, wäre fatal, denn der Darm muss sich erst völlig entgiften und wieder rege-nerieren, bevor er sie verarbeiten kann.

Gewöhnen Sie Ihren Darm also langsam mit Schonkost ans Essen. Erlaubt ist alles, worauf Sie Appetit haben und was den Darm nicht belastet. Hier einige Beispiele für Lebensmittel, die Sie be-denkenlos auch bei noch anhaltendem Durchfall zu sich nehmen können:

- weißer Reis, Nudeln, Kartoffelpüree mit Wasser, gekochte Kartoffeln ohne Fett sowie Polenta in Wasser gekocht
- Getreide- und Gemüsesuppen ohne Fett wie z. B. Hafer- oder Reisschleimsuppe, Grießsuppe, Einmachsuppen, Möhren-püreesuppe oder Brühe
- Zwieback, Weißbrot, Toast oder Brötchen (möglichst vom Vor-tag), Reiswaffeln ohne Schokolade, Salzstangen oder Grissini
- zarte Haferflocken mit fettarmer oder Magermilch und mög-lichst ohne Zucker oder stattdessen ein mit Magermilch ge-kochter Grießbrei

Wirksame Hilfe bei Blähungen

Bilden sich vermehrt Gase im Darm und verursachen dort Völlegefühl und/oder Schmerzen, spricht man von Blähsucht (medi-
zinisch: Meteorismus oder Flatulenz).

- Spaziergänge oder Sport an der frischen Luft helfen dem Darm
  am besten, sich schnell zu entkrampfen und die überschüssigen
  Gase loszulassen. Unterdrücken Sie die »Winde« nicht, sondern
  lassen Sie sie – natürlich möglichst diskret – entweichen.
- Würzen Sie mit viel Kümmel, trinken Sie Kamillen-, Fenchel-
  oder Pfefferminztee und meiden Sie im akuten Fall Nahrungsmittel, die bei Ihnen erfahrungsgemäß besonders stark blä-
  hend wirken.
- In hartnäckigen Fällen können Sie auch sogenannte Entschäu-
  mer verwenden. Wirkstoffe wie Dimethicon und Simethicon
  sorgen dafür, dass die gebildeten Gasbläschen im Darminhalt
  platzen. Die entsprechenden Präparate erhalten Sie in der
  Apotheke.

Etwas Gutes für Ihren Darm können Sie tun, wenn Sie so oft wie möglich Sport treiben bzw. sich bewegen. Dadurch kommt auch der Darm in Schwung und lästige Gase kön-nen besser entweichen.

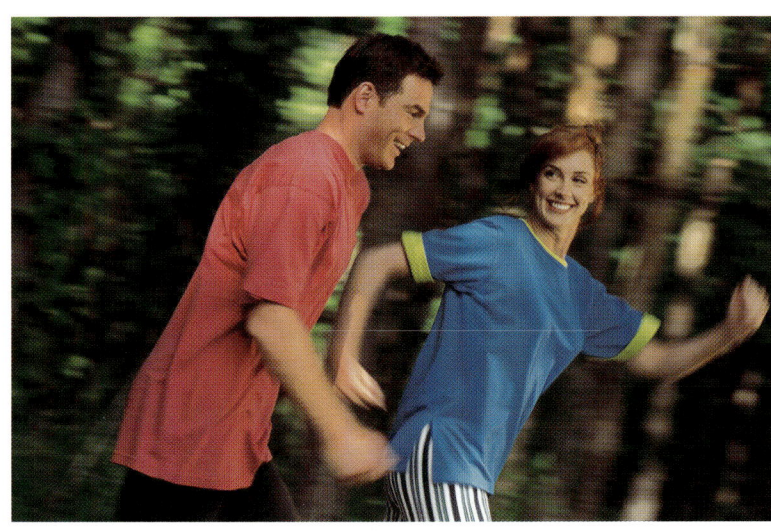

Naturheilmittel gegen Blähungen

Krampflösend und beruhigend wirken Tees aus Naturheilpflanzen. Bewährt und oft sehr schnell wirksam bei Blähungen sind z. B. Aufgüsse mit Kamille, Fenchel und Melisse. Weitere carminative (blähungslindernde) Heilpflanzen sind Anis, Koriander, Angelikawurzel, Kalmuswurzel, Pfefferminze, Schafgarbenkraut, Salbei und Wermutkraut.

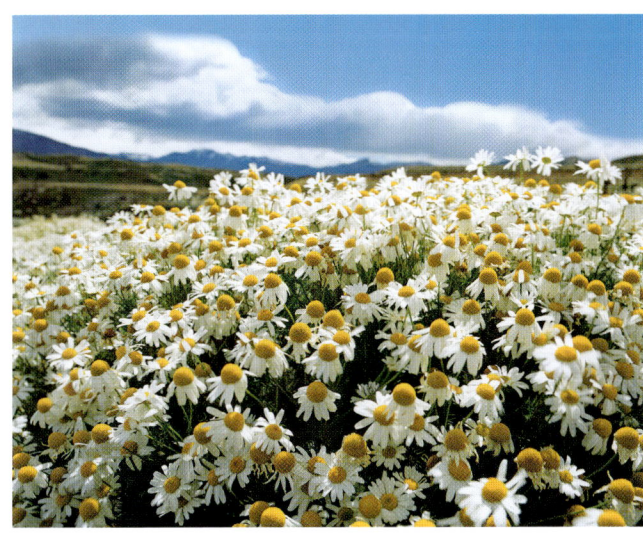

Was Sie wählen, ist Geschmackssache. Probieren Sie sich einfach nach und nach durch die verschiedenen Sorten. Lassen Sie sich in der Apotheke beraten; sehr wirksam können auch bestimmte Kombinationen verschiedener Tees sein. Das Aufbrühen der Kräuter ist zwar nicht schwer, und falsch machen kann man dabei auch nichts. Aber Aufgussbeutel und Fertigmischungen aus der Apotheke sind natürlich besonders praktisch.

Etwas Gutes für Ihren Darm können Sie trinken: Kamillentee. Er hilft meist schnell und zuverlässig, Blähungen zu lindern. In Kombination mit Fenchel ist er der ideale »Windtee«.

Gewürze gegen zu viele Gase

Schonung braucht ein geblähter Darm nur im Ausnahmefall – Aktivität ist in jeder Hinsicht das Zauberwort, wenn man quälende Gasbildung vermindern will. Das bedeutet außer körperlicher Bewegung auch den gezielten Einsatz von Gewürzen. Sie erhöhen die Darmbeweglichkeit und regen durch ihre ätherischen Öle die Ausschüttung von nützlichen Verdauungssäften an. Besonders günstig wirken bei einem Blähbauch darum Anis, Chilischoten, Kümmel, Kardamom, Bockshornklee, Ingwer und Senf.

Ingwer als Schutzschild für den Darm

Die ätherischen Öle und Scharfstoffe des Ingwers regen die Produktion von Verdauungssäften an, unterstützen die Fettverdauung und können die Gase im Darm reduzieren. Vor allem aber fördert Ingwer die Erhaltung der Darmflora, schützt die Schleimhaut und stärkt die körpereigenen Abwehrkräfte.

- Garen Sie geschälte Ingwerstücke einige Minuten in einer Speise mit und drücken Sie sie anschließend am besten durch eine Knoblauchpresse.
- Sehr empfehlenswert ist auch ein Tee aus frischem Ingwer: Ein etwa fünf Zentimeter langes Stück schälen, mit einer Tasse kochendem Wasser überbrühen und einige Minuten lang ziehen lassen.

Etwas Gutes für Ihren Darm können Sie tun, wenn Sie zur »Wunderwaffe« greifen: Extrakte aus den Kelchblättern der Artischocke enthalten beruhigende, blähungslindernde Bitterstoffe.

Artischocken vertreiben Blähungen

Selbst wer diesem mediterranen Gemüse keine allzu große Zuneigung entgegenbringt, kann damit die Gase im Bauch wunderbar vertreiben. Denn die Bitterstoffe, die für die Auflösung der unangenehmen Winde sorgen und den Darm allgemein sanft beruhigen, stecken ohnehin vorwiegend im Extrakt aus den Kelchblättern der Artischockenblüten – also ausgerechnet aus dem Pflanzenbestandteil, den man normalerweise gar nicht mitisst.

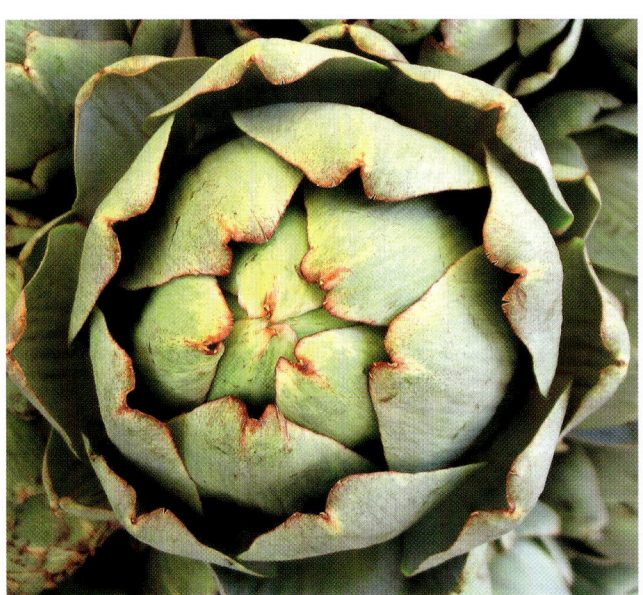

- Präparate mit diesen wohltuenden Extrakten erhalten Sie rezeptfrei in Apotheken, gut sortierten Drogeriemärkten sowie in Reformhäusern und Bioläden.

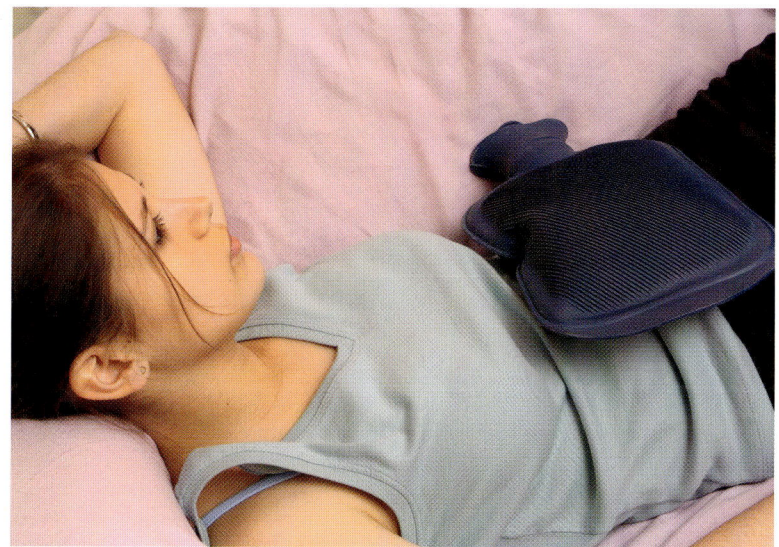

Etwas Gutes für Ihren Darm können Sie tun, indem Sie ihm wohltuende Wärme spenden: Eine heiße Wärmflasche auf dem Bauch hilft bei Durchfall und Reizdarm besonders rasch.

Was bei Blähungen sonst noch guttut

- Vor allem bei krampfartigen Schmerzen und starken Darmgeräuschen, die von den sogenannten »verklemmten Winden« herrühren, kann Wärme lindern. Dem einen hilft am besten eine Wärmflasche, dem anderen eher ein warmes Bad. Übrigens: Wenn wir uns bei Schmerzen eine Wärmflasche auf den Bauch legen, bilden wir uns die schmerzstillende Wirkung keineswegs ein. Englische Forscher fanden heraus: Hat das Wasser in der Wärmflasche eine Temperatur von mindestens 40 °C, betäubt das Hausmittel die Schmerzrezeptoren ähnlich effektiv wie ein chemisches Schmerzmittel.
- Als besonders hilfreich gelten Bauchmassagen. Dabei muss es kein professioneller Masseur sein: Streichen Sie dazu einfach mit Ihren warmen Händen kreisförmig im Uhrzeigersinn und mit sanftem Druck über den Unterbauch, solange es Ihnen angenehm ist.

Wirksame Hilfe bei Verstopfung

Eine echte Verstopfung (Obstipation) besteht erst, wenn man mindestens drei Tage lang keinen Stuhlgang hatte.

- In diesem Fall heißt es aktiv werden. Denn das beste Mittel gegen einen trägen, verstopften Darm ist Bewegung jeder Art.
- Außerdem wichtig: Trinken Sie so viel alkohol- und koffeinfreie Flüssigkeit, wie Sie nur hinunter bekommen! Sie weicht den Darminhalt auf, macht ihn voluminöser und bringt so die träge Muskulatur wieder zum Arbeiten.
- Eine nicht zu sanfte, sondern möglichst kräftige Unterbauchmassage im Uhrzeigersinn kann ebenfalls anregend wirken. Kneten Sie dabei Ihren Leib ruhig ordentlich durch.
- Als eine Art sanftes »Abführmittel« hilft es manchen Menschen, wenn sie Milchzucker zu sich nehmen. Ansonsten sollten Sie aber Abführmittel jeder Art – auch pflanzliche – unbedingt meiden. Sie können den Mineralhaushalt des Körpers stark beeinträchtigen (vor allem bei längerfristigem Gebrauch) und haben daher oft sehr schwere Nebenwirkungen. Außerdem bewirken

Etwas Gutes für Ihren Darm können Sie tun, indem Sie ihm ruhig einmal zu Leibe rücken: Eine behutsame aber kräftige Bauchmassage bringt ihn wieder auf Trab.

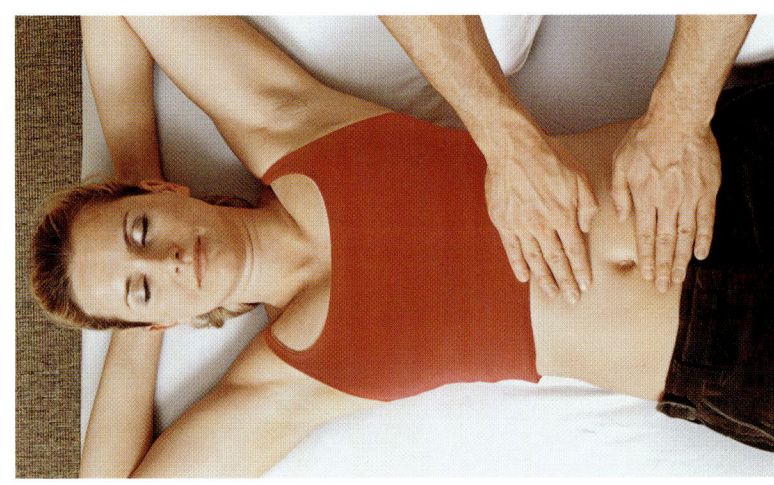

sie relativ bald, dass die Darmmuskulatur noch träger wird – die Verstopfung verschlimmert sich also oder wird sogar chronisch. Oft angepriesene »natürliche Darmreiniger« wie Glauber- oder Bittersalz sind ebenfalls nicht ratsam.

- Solche Abführmittel sind auch unnötig, denn außer Bewegung und viel Flüssigkeit hilft Ihnen am besten eine ballaststoffreiche Kost dabei, die ins Stocken geratene Verdauung wieder auf Trab zu bringen.
- Greifen Sie zu faserreichen Lebensmitteln wie Vollkornbrot, Gemüse, Obst, Hülsenfrüchten, Sauerkraut, Trockenfrüchten (vor allem Feigen und Pflaumen), Müsli und ruhig auch zu Leinsamen.
- Man kann es nicht oft genug sagen: Spülen Sie diese Darmputzer mit möglichst viel Wasser, Tee und Saftschorle hinunter. Dann sollte die Verstopfung schnell behoben sein.

Achtung, ein Fall für den Arzt!
Sie sollten auf jeden Fall ärztlichen Rat suchen, wenn zusätzlich Fieber, Übelkeit oder Schmerzen auftreten. Das gilt auch, wenn Verstopfung im Wechsel mit Durchfall auftritt, bei Blut im Stuhl oder wenn die Verstopfung trotz Ihrer Selbsthilfemaßnahmen mehr als ein paar Tage anhält.

Flohsamen für fast alle Fälle

Die Samen des Flohkrauts und des Sandwegerichs (P. arenaria) waren schon den alten Griechen als heilsam bekannt, allerdings wandte man sie damals nur äußerlich an. Erst gegen Ende des 13. Jahrhunderts entdeckten Mediziner, dass der Flohsamen auch innerlich bei der Behandlung von Verstopfung und Durchfällen nützliche Dienste leistet. Denn Flohsamen und auch der Indische Flohsamen enthalten stark quellende Substanzen, die als unlösliche Ballaststoffe mit Wasser eine gelatineähnliche Masse bilden

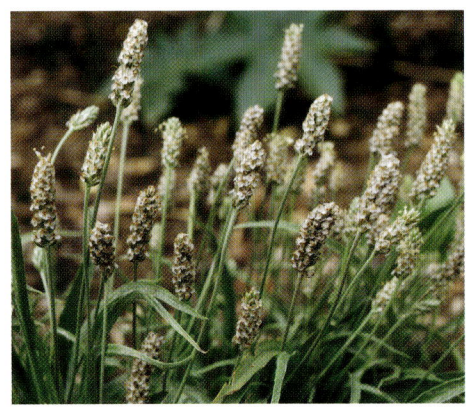

Etwas Gutes für Ihren trägen Darm können Sie tun, wenn Sie Indischen Flohsamen bzw. Plantago (aus Apotheke oder Reformhaus) zu sich nehmen. Seine Quellstoffe helfen, die Verstopfung zu lindern.

und damit das Volumen des Speisebreis erhöhen und die Darmtätigkeit anregen. Außerdem kommt es zu einer Aufweichung von hartem Stuhl.

Den Namen »Flohsamen« verdankt das Kraut übrigens der Tatsache, dass die kleinen Samen beim Verschütten wie Flöhe herumspringen. Flohsamen selbst ist mittlerweile eher aus der Mode gekommen, denn der Indische Sandwegerich oder Plantago bietet die die gleiche Wirkung, besitzt aber noch mehr Quellkraft und im Gegensatz zum ursprünglichen, europäischen Flohsamen keine schwarzen Farbpigmente.

Wegen der Quellstoffe und ihrer Wirkung eignen sich Flohsamen bzw. Indischer Sandwegerich hervorragend zur Behandlung von Verstopfung bzw. immer dann, wenn der Stuhl voluminöser und weicher werden soll. Lassen Sie sich nicht verwirren: Das botanisch Psyllium genannte Kraut wirkt sowohl abführend als auch stopfend. Wie das? Ganz einfach: Die Quellstoffe wirken wie bereits beschrieben und bringen so einen trägen Darm wieder auf Trab. Andererseits kann der Flohsamen aber auch überschüssiges Wasser an sich binden – daher seine Wirksamkeit bei Durchfall.

Tipps für die Anwendung von Flohsamen

Wird das Naturheilmittel richtig angewandt, hat es keine schädlichen Nebenwirkungen. Wichtig zu wissen ist in diesem Zusammenhang:

- Nur mit reichlich Flüssigkeit zusammen einnehmen: Lassen Sie die Samen zunächst vorquellen und trinken Sie sehr viel Wasser dazu. Schluckt man das Präparat trocken, kann die Quellung in der Speiseröhre beginnen – die Folge könnten Schmerzen im Brustbereich oder gar Erstickungsanfälle sein. Aus demselben Grund nehmen Sie Flohsamen bitte auch nie im Liegen ein und auch besser nicht direkt vor dem Schlafengehen.

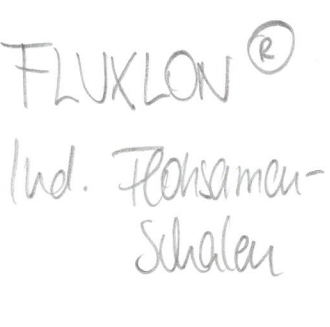

FLUXLON ®
Ind. Flohsamen-
Schalen

7/10

Dr. Bachmann

- Es kann Wechselwirkungen mit anderen Medikamenten, aber auch mit gleichzeitig eingenommenen Vitaminen und Mineralstoffen geben. Wenden Sie daher Flohsamen immer zeitversetzt eine Stunde nach anderen Mitteln an. Menschen, die an Stoffwechselerkrankungen leiden wie z.B. Diabetiker, sollten Flohsamen nur in Absprache und unter Aufsicht ihres Arztes einnehmen!

- Patienten, die an entzündlichen Darmerkrankungen (siehe dazu auch S. 33 ff.) leiden, können mit Indischem Flohsamen ebenfalls ihre Beschwerden lindern, dürfen ihn jedoch nur in bestimmten Krankheitsphasen einnehmen. Sie müssen das jedoch unbedingt mit Ihrem behandelnden Facharzt absprechen!

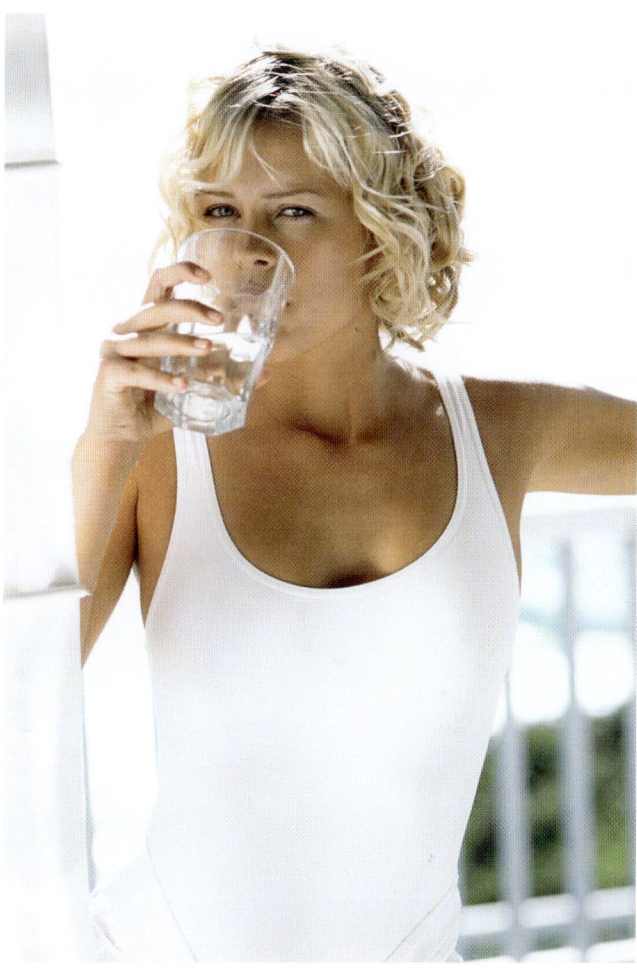

- Kinder unter zwölf Jahren sollten Flohsamenpräparate nur auf ausdrücklichen ärztlichen Rat hin bekommen.

- Schwangere und stillende Frauen hingegen können bei Verstopfung Flohsamen bzw. Sandwegerich gefahrlos verwenden.

- Die abführende Wirkung beginnt etwa 12 bis 24 Stunden nach der Einnahme, der volle Effekt zeigt sich erst nach einer Behandlung über zwei bis drei Tage.

Etwas Gutes für Ihren trägen Darm können Sie tun, indem Sie genug Flüssigkeit aufnehmen. Dies ist umso wichtiger, wenn Sie Flohsamen einnehmen.

Wirksame Hilfe bei entzündeten Hämorrhoiden

Sitzbäder bei lästigen Beschwerden

Etwas Gutes können Sie sich tun, wenn Sie bei entzündeten Hämorrhoiden ein warmes Sitzbad – in der Wanne oder in einer Schüssel – mit heilsamen Zusätzen nehmen.

Um das Jucken und Brennen zu lindern, hilft bei akuten Hämorrhoidalbeschwerden vielen Patienten ein Sitzbad.

- Füllen Sie die Badewanne oder eine Sitzwanne (aus dem Sanitätsgeschäft) so mit lauwarmem Wasser, dass Sie etwa bis kurz unter den Bauchnabel benetzt sind und bequem sitzen können. Sie können aber auch einfach eine flache Kunststoffschüssel verwenden. Ganz wichtig: Zu heißes Wasser weicht die Haut auf, zu kaltes Wasser kann die Beschwerden durch eine unerwünschte Anregung der Durchblutung sogar noch verschlimmern. Also vorsichtig temperieren!

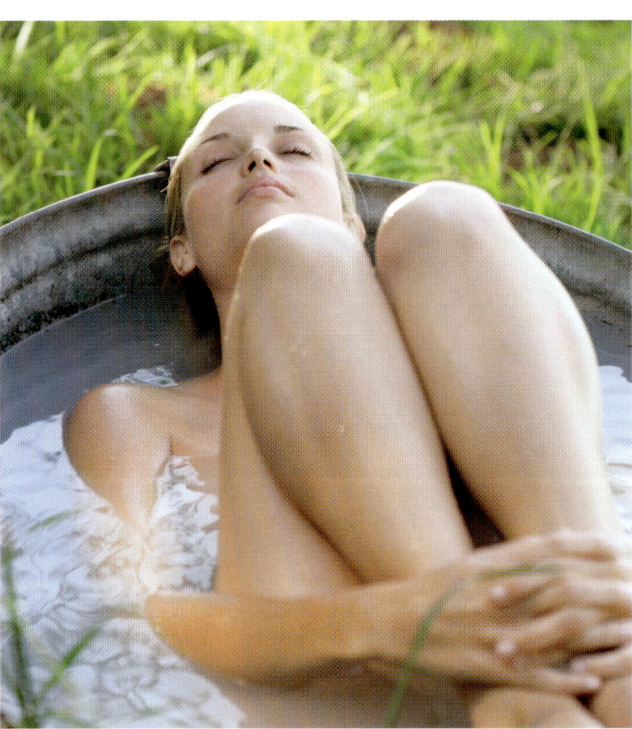

- Geben Sie nun Kamillen- oder Hamamelislösung ins Wasser (Dosierung entsprechend der Herstellerempfehlung) und setzen Sie sich für drei bis füf Minuten hinein.
- Diese Anwendung können Sie zwei- bis dreimal täglich durchführen.
- Danach immer den Po vorsichtig mit einem frischen Handtuch trockentupfen, aber keinesfalls reiben!

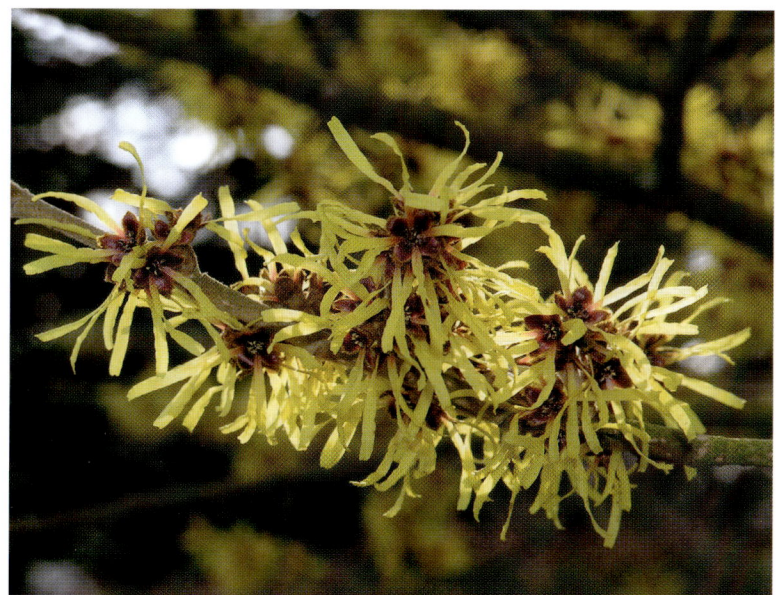

Etwas Gutes für Ihre Hämorrhoiden können Sie mit Hamamelisextrakt tun: Die in den Salben oder Tinkturen enthaltene Gerbsäure beschleunigt den Heilungsprozesss und lindert sanft die Beschwerden.

Hamamelis – die Zaubernuss

Hamamelis virginiana, die Zaubernuss, ist ein Laubbaum, der bis zu fünf Meter hoch wird. Seine Zweige nutzte man früher oft als Wünschelruten zur Goldsuche.

Extrakte aus der Hamamelispflanze, die im Winter sogar bei Schnee sehr hübsch blüht, gibt es in der Apotheke in einer Reihe von Fertigpräparaten wie vor allem Salben und Tinkturen rezeptfrei zu kaufen. Sie bekommen dort aber auch die getrockneten Blätter und die Rinde der sogenannten Zaubernuss, die sich gut zum Zubereiten eines heilsamen Absuds eignen.

Wirksam ist vorwiegend der sehr hohe Gehalt an Gerbsäure: Sie wirkt zusammenziehend (adstringierend), stoppt Blutungen und hemmt Entzündungen. Dadurch beschleunigt sie nicht nur den Heilungsprozess, sondern lindert auch Schmerzen und Schwellungen. Schon die amerikanischen Ureinwohner bzw. ihre Medizinmänner nutzten die Heilkraft der Hamamelispflanzenteile sowohl äußerlich als auch innerlich beispielsweise bei Durchfall.

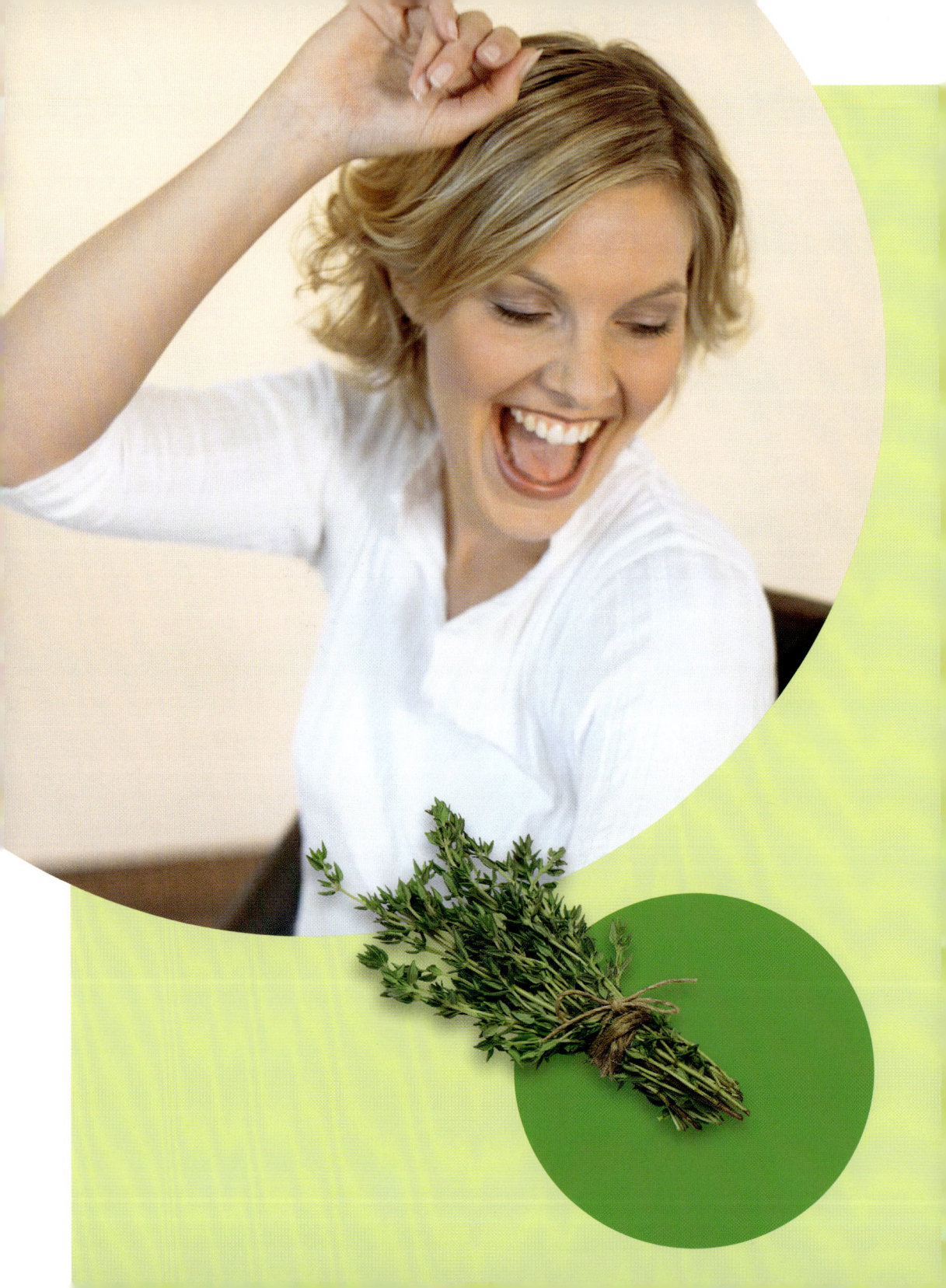

Gesund leben & essen:
So beugen Sie vor

Gesunder Ballast für den Darm

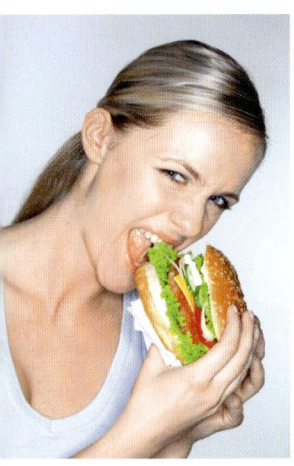

Etwas Gutes für Ihren Darm können Sie tun, indem Sie ihn mit viel Frischem und Ballaststoffreichem füttern. Dann spricht auch nichts gegen den gelegentlichen Genuss eines Burgers.

Du bist, was du isst – da hat der Volksmund wieder einmal völlig Recht: Wer Verdauungsstörungen, Darmbeschwerden und -krankheiten vermeiden will, der muss sich entsprechend ernähren. Das heißt keineswegs, dass man darben soll – im Gegenteil: Genießen ist sogar wichtig, denn es streichelt nicht nur den Gaumen, sondern auch die Seele. Nur kommt es eben darauf an, womit wir uns verwöhnen: Wer vor allem Fleisch, Wurst, Käse, Weißbrot, Eier und Pudding isst, nimmt zu wenige Ballaststoffe auf und tut sich damit keinen Gefallen. Denn genau diese Substanzen brauchen wir bekanntlich, wenn die Verdauung klappen soll und wir lange gesund bleiben möchten.

Denn eine ballaststoffarme Ernährung legt nicht nur den Darm, sondern auch das Immunsystem irgendwann lahm. Bekommen die Bakterien der Darmflora zu wenige Ballaststoffe, verkümmern und »verhungern« die Schleimhäute. Sie werden dünner und durchlässiger mit der langfristig fatalen Folge, dass sie sich am Ende gegen Krankheitserreger im Darminhalt nicht mehr wehren können. Darmerkrankungen bis hin zu Krebs können auf diese Weise entstehen.

Ernährung, die jedem Darm einfach guttut

Die Regel Nummer eins lautet also für alle, die ihren Darm fit und gesund halten möchten: Essen Sie viel und bevorzugt pflanzliche Nahrungsmittel wie Gemüse, Hülsenfrüchte, Obst und Vollkornprodukte.

Lassen Sie sich Nudeln, Reis und Kartoffeln schmecken; sie sind für den Darm ganz besonders gut, weil sie die sogenannte resistente Stärke enthalten. Dieser Ballaststoff ist die optimale Nahrung für die nützlichen Bakterien im Darm. Gemeint ist damit

Was tun, wenn man Ballaststoffe schlecht verträgt?

Sie haben einen empfindlichen, schnell gereizten Darm und reagieren auf grobe Kost mit Verstopfung oder Blähungen? Probieren Sie es so:

Essen Sie Lebensmittel wie Kohl, Hülsenfrüchte, Zwiebeln usw. eher in kleinen Portionen und ersetzen Sie die eventuell fehlenden Ballaststoffe mit leichter Verdaulichem. Haferflocken, Obst, Nudeln, Reis, Kartoffeln und viele Gemüsearten sind ebenfalls reich an den wichtigen Faserstoffen, aber für manchen weit besser verträglich.

vor allem der Teil von ganz normaler Stärke aus Kartoffeln und Nudeln, der sich durch Kochen und Abkühlen so verändert, dass er nicht verdaulich ist.

Um eine gute Grundlage für das Gedeihen der guten Darmbewohner zu schaffen, isst man also vorzugsweise so häufig wie möglich Pasta & Co. Aufgewärmt steckt darin noch mehr von der gesunden Stärke – was übrigens auch für Hülsenfrüchte gilt –, weswegen Bratkartoffeln oder aufgebratene Nudeln ein wahres Festessen für unsere Darmbakterien bedeuten.

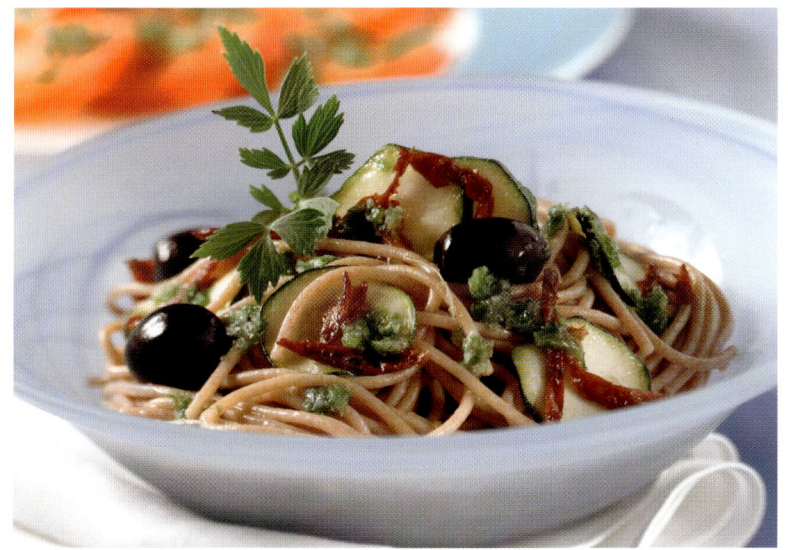

Etwas Gutes für Ihren Darm können Sie tun, wenn Sie Pasta genießen: Denn Nudeln enthalten besonders viel gesunde unverdauliche Stärke. Und: Nicht die Pasta macht dick, sondern die Saucen ...

Darmkrebs vorbeugen

Darmkrebs ist zurecht gefürchtet – immerhin steht er in Deutschland als zweithäufigste Krebstodesursache bei Frauen und Männern ganz vorn. Umso wichtiger ist also eine möglichst frühzeitige Vorbeugung, die sehr gut möglich ist. Denn nach Schätzungen von Fachleuten gehen nur etwa zwei bis sechs Prozent der jährlich bis zu 60 000 Neuerkrankungen auf eine erbliche Vorbelastung zurück.

Doch selbst bei einer vererbten Veranlagung für Darmkrebs lässt sich das Schlimmste mit einer angemessenen Lebensweise und regelmäßigen Vorsorgeuntersuchungen vermeiden. Spätestens ab 50 Jahren sollte man daher diese Möglichkeit wahrnehmen. Das gilt speziell für alle Menschen, die bereits seit längerem an einem Morbus Crohn (siehe S. 34 ff.) oder einer Colitis ulcerosa (siehe S. 33 ff.) leiden, denn sie gelten als besonders gefährdet. Doch Panik ist nicht angebracht. Denn da diese Krebsart sich sehr langsam entwickelt, kann man sie mit regelmäßiger Vorsorge beim Arzt so frühzeitig entdecken, dass die Heilungs- und damit die Überlebenschancen dann ausgesprochen gut sind.

Etwas Gutes für Ihren Darm tun Sie, wenn Sie auf Ihr Gewicht achten. Denn neue Forschungen haben gezeigt, dass Übergewicht zu den Risikofaktoren für Darmkrebs zählt.

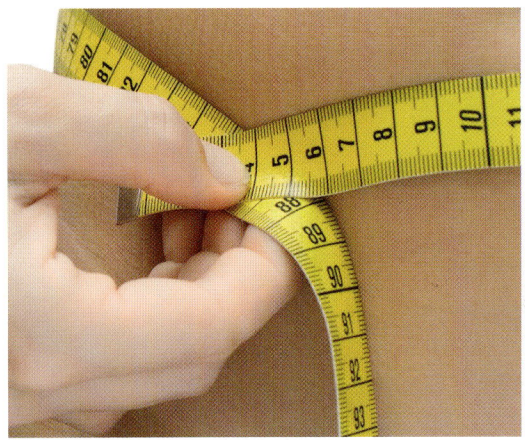

Essen als Bollwerk gegen Darmkrebs

Ob wir überhaupt erkranken, bestimmen wir ohnehin zu einem nicht geringen Teil selbst. Das beginnt buchstäblich bei unserem »täglich' Brot«:
Wer sich mit viel Vollkornbrot, Getreide (Müsli), Kohlenhydraten, Gemüse und Obst – kurzum, mit reichlich Ballaststoffen – satt isst, senkt das Risiko für Darm-

krebs nachweislich. Und er hat ganz nebenbei bessere Chancen, schlank zu bleiben bzw. zu werden.

Als Vorbeugungsmaßnahme gegen Darmkrebs macht es übrigens Sinn, eventuelles Übergewicht abzubauen, wie Forscher des National Cancer Institute in Rockville (USA) mit einer Langzeitstudie beweisen konnten. Die Datenauswertung von über 500 000 Teilnehmern ergab: Je höher das Gewicht bzw. der Body-Mass-Index der Studienteilnehmer lag, desto höher war eindeutig auch ihr Risiko, an Dickdarmkrebs zu erkranken.

Inulin als Krebszellenkiller?

Im Rahmen eines von der EU geförderten Forschungsprojekts beobachteten Wissenschaftler einen verblüffenden Effekt von Inulin auf den Schutz vor Darmkrebs.

- Der unverdauliche Mehrfachzucker Inulin arbeitet offenbar mit zwei bestimmten Bakterienstämmen zusammen, wenn er in den Dickdarm gelangt. Es handelt sich hierbei um sogenannte Bifidus- und Laktobazillen.

- Sie starten dann mit dem Abbau dieses Ballaststoffs. Dabei entstehen Stoffwechselprodukte, die direkt auf die Darmzellen einwirken, sodass sie vermehrt Abwehrproteine bilden, die wiederum Giftstoffe und sogenannte Kanzerogene (Krebs verursachende Substanzen) unschädlich machen.

- Außerdem sterben beim Abbauprozess des Inulins vorgeschädigte Zellen ab, die ansonsten zu Krebszellen entarten könnten.

- Damit aber nicht genug: Die Forscher vermuten sogar, dass bereits in Krebsvorstufen entartete Zellen am weiteren Wachstum gehindert werden.

Der Gang in die Apotheke macht es leichter

- Inulin – das ja besonders im Chicorée vorkommt – in ausreichender Menge zu sich zu nehmen, ist durch Essen des Gemüses praktisch nicht möglich. Man erhält den Ballaststoff jedoch als weißes, fast geschmacksneutrales Pulver in der Apotheke.

- Anwendung: Lösen Sie einfach ein bis zwei Esslöffel davon täglich in Milch, Joghurt, Müsli o. Ä. auf.

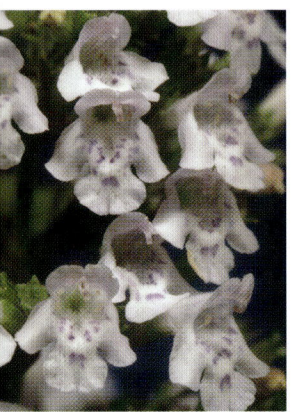

Etwas Gutes für Ihren Darm können Sie tun, indem Sie häufig mit Thymian würzen. Die ätherischen Öle dieser Pflanze wirken vorbeugend und heilend auf den Darm.

Genießen, aber richtig!

Gegen ein Glas Wein oder Bier hin und wieder wird selbst der strengste Mediziner keine Einwände haben. Aber alles darüber hinaus ist für den Darm höchst schädlich.

Was dem Darm schadet

- Bereits mit nur 15 Gramm Alkohol täglich wächst auf Dauer das Darmkrebsrisiko um zehn Prozent.
- Und mit jedem Glas mehr steigt das Risiko weiter an: Sind es 30 Gramm Alkohol, erhöht sich die Wahrscheinlichkeit, an Darmkrebs zu erkranken, um etwa 25 Prozent. Das ergab die Auswertung einer europaweiten Studie mit 480 000 Teilnehmern.
- Rauchen steigert ebenfalls das Darmkrebsrisiko erheblich – und natürlich die Gefahr, an Lungenkrebs zu erkranken.
- Besonders fatal aber ist für den Darm, wenn wir sowohl Alkohol trinken als auch rauchen: Zusammen potenzieren diese Genussgifte die Gefahr!

Gesunde Gewürze für den Darm

- Wer Gewürznelken und Thymian mag und damit würzt, tut seiner Verdauung einen besonders großen Gefallen.
- Münchner Forscher konnten nun nachweisen: Die Rezeptoren (Andockstellen) für die ätherischen Öle Thymol und Eugenol kommen nicht nur in der Nase vor, sondern stecken auch in den sogenannten Sensorzellen der Darmschleimhaut. Und diese reagieren auf die beiden Gewürze mit einer verstärkten Freisetzung des Botenstoffs Serotonin, der die Muskelbewegungen und die Sekretion (Abgabe) von Verdauungssäften steuert.
- Das bedeutet, dass schon allein das Aroma von Thymian und Nelken vorbeugend (und natürlich heilend) bei Verstopfung, Durchfall oder Darmentzündungen wirken kann.

Dem Darm Beine machen

Ob Sie den Symptomen eines Reizdarms, einer Verstopfung, Hämorrhoiden oder Blähungen vorbeugen wollen: Ohne Bewegung ist selbst die bewussteste Ernährung nur eine halbe Sache. Erst Sport macht sie rund, denn er regt nicht nur die Verdauung an. Bewegung wirkt auch beruhigend und sorgt für bessere Stimmung. Und wie Sie ja wissen, ist eine ausgeglichene Seele für einen gesunden Darm ebenso wichtig wie gesundes Essen.

- Gönnen Sie sich daher so viel Bewegung an der frischen Luft wie möglich. Es müssen keine sportlichen Hochleistungen sein: Ausdauernde Spaziergänge, Fahrradfahren oder (Nordic) Walking sind ebenfalls hilfreich.
- Legen Sie kurze Strecken ab sofort grundsätzlich zu Fuß oder mit dem Fahrrad zurück und vergessen Sie Fahrstuhl und Rolltreppe.

Etwas Gutes für Ihren Darm können Sie tun, wenn Sie es halten wie diese Joggerin: regelmäßig an der frischen Luft bewegen, Obst und Gemüse essen und viel Wasser trinken.

Gymnastik für den Darm

Sie haben keine Zeit und keine Lust für aufwendiges Fitnesstraining? Schade, aber auch keine Katastrophe. Auch schon ganze zehn Minuten Gymnastik am Morgen oder Abend genügen, um den gesamten Körper auf Trab zu bringen. Wenn Sie speziell Ihrem Darm etwas Gutes tun möchten, empfiehlt es sich, Übungen zu absolvieren, bei denen vor allem die Bauchmuskulatur gestärkt wird. Sehr gut geeignet und auch für blutige Anfänger keine Schwierigkeit sind die folgenden Übungen, die Ihnen besonders bei der Vorbeugung gegen Darmträgheit, Verstopfung und Blähungen helfen können.

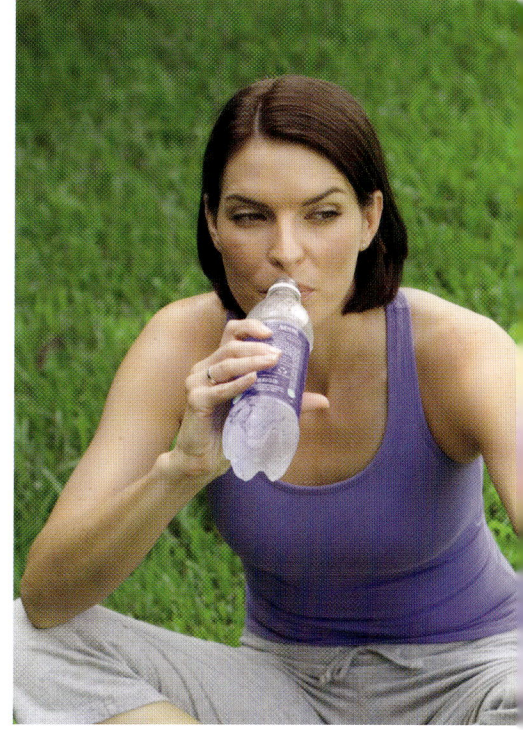

Etwas Gutes für Ihren Darm können Sie mit der »Katzenübung« tun. Ziehen Sie dabei den Bauch so stark wie möglich ein. So wird der Darm »massiert« und angeregt.

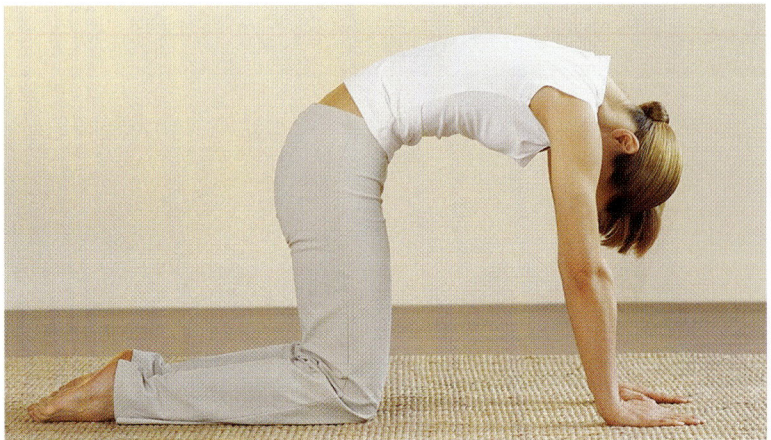

- Legen Sie sich ausgestreckt auf den Rücken, heben Sie die Beine an und strampeln Sie so kräftig, als ob Sie auf dem Fahrrad säßen. Ungeübte beginnen mit etwa 20-mal, später können Sie auf 40- bis 50-mal steigern.
- Gehen Sie auf einer Unterlage in den Vierfüßlerstand, atmen Sie tief durch und entspannen Sie sich. Jetzt den Bauch einziehen, dabei den Rücken nach oben wölben und den Kopf herunterhängen lassen. Nun heben Sie den Kopf wieder an, blicken aufwärts und drücken dabei den Rücken nach unten durch. Anschließend entspannen und das Ganze insgesamt 10- bis 15-mal wiederholen.
- Legen Sie sich auf den Rücken und winkeln Sie die leicht geöffneten Beine an. Die Fersen sind dicht am Gesäß. Die Hände verschränken Sie hinter dem Kopf. Heben Sie nun den Oberkörper an und führen Sie damit eine Kreisbewegung aus. Wechseln Sie die Richtung dieser Bewegung (rechts/links). Achten Sie beim Anheben darauf, dass der Rücken rund ist und der Lendenbereich auf dem Boden bleibt. Die Hände dienen einzig dazu, den Kopf zu stützen. Die Ellenbogen halten Sie waagerecht zur Seite auf Kopfhöhe. Führen Sie die Übung anfangs 10- bis 20-mal hintereinander aus und steigern Sie später so weit Sie können.

Verstopfung vorbeugen: So geht's

Abführmittel werden ebenso überflüssig wie lange, quälende Sitzungen auf der Toilette, wenn Sie die drei goldenen Grundregeln für eine gesunde Verdauung befolgen:
- ballaststoffreich essen • regelmäßig bewegen • viel trinken

Den Darm trainieren

Es kann aber sein, vor allem nach längeren Zeiten mit trägem Darm, dass Sie Ihren Bauch »umpolen« müssen. Normalerweise lösen wir ja mit der Nahrungsaufnahme einen Reflex aus. Er bewirkt, dass wir etwa 20 Minuten nach dem Essen Stuhldrang verspüren. Wird dieser Reflex häufig unterdrückt oder ist er wegen einer chronischen Darmträgheit kaum spürbar, muss man erst einmal wieder neu lernen, ihn wahrzunehmen.

- Das geht relativ schnell. Nutzen Sie zur sanften »Umerziehung« den Fakt, dass dieser Reflex morgens besonders gut funktioniert: Trainieren Sie den Toilettengang nach dem Frühstück. Gehen Sie stur jeden Morgen zu einer bestimmten Zeit und zwar auch dann, wenn Ihr Darm erst einmal nicht mitspielt.
- Manchem hilft es auch, morgens auf nüchternen Magen ein Glas Wasser zu trinken.
- Sehr nützlich sind feste Gewohnheiten und Rituale wie der Griff zur Tageszeitung, bevor man sich auf den »Thron« begibt.
- Lassen Sie sich ausreichend Zeit – Hetze ist Gift und kann den Reflex blockieren.
- Zu lange Sitzungen sind auch nicht günstig, weil der Darm ja lernen soll, prompt zu reagieren. Zudem können schmerzhafte Hämorrhoidalleiden entstehen, vor allem wenn Sie stark pressen. Haben Sie Geduld – wenn Sie diesen morgendlichen Gang konsequent durchführen, pendelt sich der Reflexrhythmus bald ein.

Hämorrhoidalbeschwerden vorbeugen: So geht's

Im Grunde gilt hier alles, was zum Thema »Verstopfung« bereits gesagt wurde. Denn Hämorrhoidalprobleme sind ja praktisch immer die Folge von zu hartem Stuhlgang. Dennoch sei hier nochmals aufgelistet, was Ihnen dabei helfen kann, die ebenso schmerzhaften wie oft hartnäckigen Beschwerden zu vermeiden:

- Reichlich Vollkornbrot, Müsli, Weizenkleie, Sesam, Haferflocken, Obst mit Schale, Gemüse sowie Trockenfrüchte essen und dazu mindestens zwei Liter Flüssigkeit täglich trinken.
- Um Weißbrot, Kuchen, Süßigkeiten, Schokolade, Reis, Teigwaren, schwarzen Tee und Früchte ohne Schalen (besonders Bananen) eher einen Bogen machen.
- Nehmen Sie sich Zeit beim Stuhlgang, vermeiden Sie zu starkes Pressen und verzichten Sie unbedingt auf Abführmittel – und zwar auch auf natürliche bzw. pflanzliche.

Schließmuskeltraining zur Vorbeugung

Sehr hilfreich kann ein gezieltes Fitnesstraining sein – der Schließmuskel lässt sich wie jeder andere Muskel auch trainieren. Vorteil: Auch die Hämorrhoiden werden dabei gekräftigt und entzünden sich nicht mehr so leicht.

- Wer zu Beschwerden neigt, führt anfangs am besten folgende Übungen dreimal täglich aus: Ziehen Sie den After so zusammen, als ob Sie zur Toilette müssten, aber nicht können – dabei wird der Muskel sozusagen in den Leib hineingezogen. Halten Sie die dabei entstehende Spannung etwa fünf Sekunden lang, lassen Sie dann locker und wiederholen Sie das Ganze 30-mal.

- Auch eine Übung aus der Beckenbodengymnastik kann hilfreich sein: Schlagen Sie dafür Ihre Beine im Sitzen oder Liegen übereinander und kneifen Sie gleichzeitig die Gesäßmuskeln so fest wie möglich zusammen. Ebenfalls fünf Sekunden lang halten, dann wieder lockerlassen und ca. 100-mal wiederholen. Täglich durchgeführt, werden Sie nach zwei bis drei Monaten feststellen, dass sich Ihr Gesäß fester anfühlt, der Stuhlgang leichter fällt und Ihre Beschwerden nachlassen.

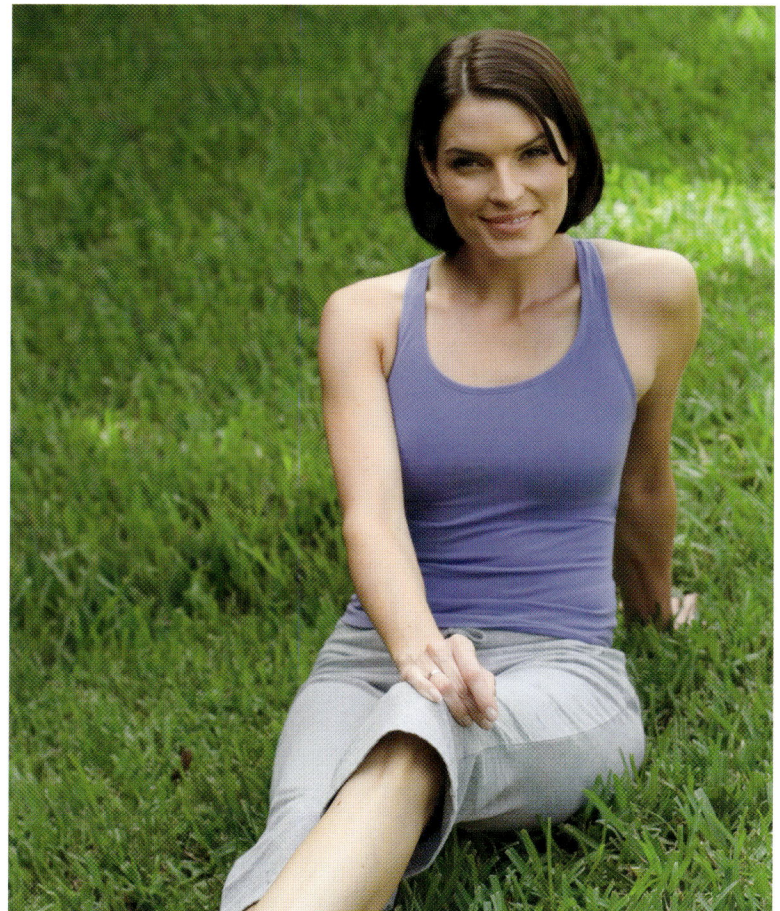

Etwas Gutes für die Hämorrhoiden und den Schließmuskel erreichen Sie mit dieser einfachen, aber wirkungsvollen Beckenbodenübung. Sie können sie jederzeit und völlig unbemerkt durchführen.

Durchfällen vorbeugen: So geht's

Es versteht sich, dass Sie alle Lebensmittel und Getränke meiden sollten, die Ihnen leicht auf den Darm schlagen und erfahrungsgemäß zu einem »Flotten« führen. Ansonsten ist die beste Vorbeugung gegen Durchfall Hygiene, denn fast immer wird er durch Bakterien und Viren verursacht.

Etwas Gutes für Ihren Darm können Sie tun, indem Sie auf Hygiene achten: Eine effektive Vorbeugemaßnahme gegen Darminfektionen ist das Händewaschen mit warmem Wasser und Seife.

Oberstes Gebot: Sauberkeit

- Waschen Sie Ihre Hände während der Zubereitung von Essen zwischendurch immer wieder mit Seife. Ganz besonders wichtig ist das selbstverständlich nach dem Gang zur Toilette!
- Geflügel, Wild, Fisch, Krusten-, Schalen- und Weichtiere, rohe Eier und daraus zubereitete Speisen könnten Salmonellen enthalten. Daher stets getrennt von anderen Lebensmitteln und möglichst kalt aufbewahren. Außerdem sollten Sie diese Speisen wie auch Hackfleisch immer gut durchgaren und möglichst rasch verbrauchen.

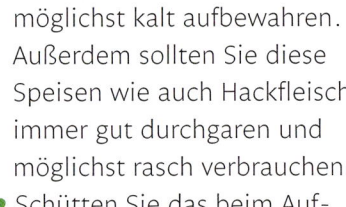

- Schütten Sie das beim Auftauen von tiefgefrorenem Geflügel austretende Wasser weg und waschen Sie anschließend alle Geräte, die damit in Kontakt waren, mit sehr heißem Wasser und Spülmittel gründlich ab.
- Vor allem bei Lebensmitteln tierischer Herkunft sollten Sie nicht am falschen Ende

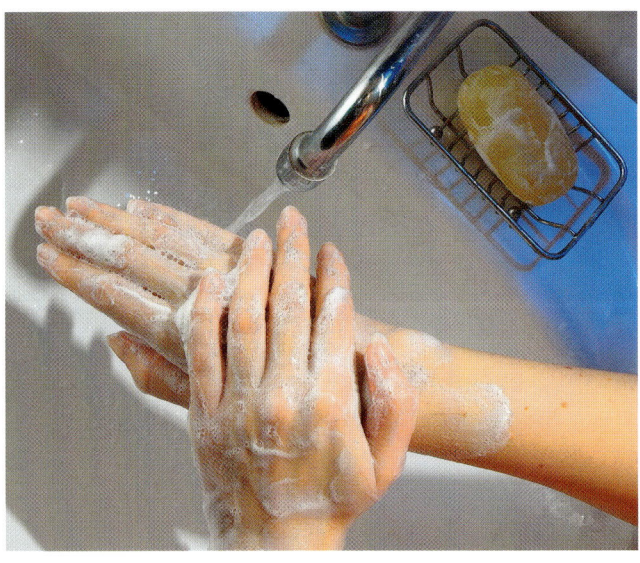

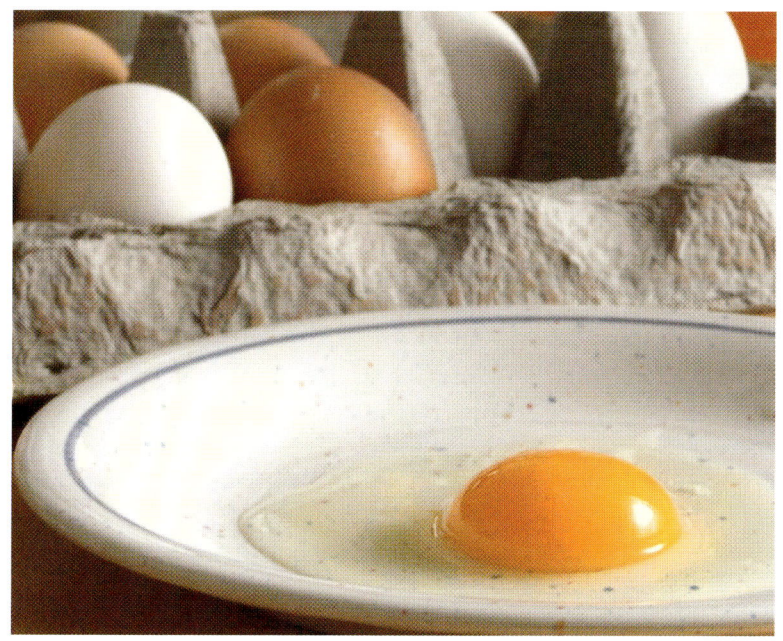

Etwas Gutes für Ihren Darm können Sie tun, wenn Sie bei der Verwendung von rohen Eiern äußerst penibel sind: Bereiten Sie Cremes und andere Speisen unbedingt nur aus absolut frischen Exemplaren zu.

sparen: Was abgelaufen ist, gehört nicht auf den Teller, sondern in den Müll.

- Gerichte wie Tiramisu, Mayonnaise und Cremes, die rohe Eier enthalten, sind extrem anfällig. Wer sie selbst zubereitet, sollte dafür nur garantiert ganz frische Eier verwenden. In Restaurants und auf Reisen diese Speisen bitte mit Vorsicht genießen, da Sie ja nicht wissen, wie lange sie bereits herumstehen.
- Obst und Gemüse grundsätzlich besonders gründlich waschen, wenn Sie es roh essen möchten. Auf Reisen ist es ratsam, beides nur geschält zu genießen.
- Spüllappen, Bürsten und Schwämme sollten Sie häufig reinigen, nach jedem Gebrauch trocknen und oft auswechseln. Lappen können Sie entweder in der Waschmaschine waschen oder in der Mikrowelle fast keimfrei bekommen: einfach bei höchster Stufe zwei bis drei Minuten hineinlegen. Spülbürsten bei jedem Spülgang mit in den Geschirrspüler legen.

Die besten Tipps für eine gute Verdauung und einen gesunden Darm

● **Ausgewogen und ballaststoffreich essen**

Verzehren Sie täglich etwa 400 bis 800 Gramm Obst und Gemüse sowie 600 bis 800 Gramm Kohlenhydrate (Nudeln, Brot, Reis und/oder Kartoffeln).

● **Viel trinken**

Pro Tag sollten es mindestens zwei, besser noch drei Liter Wasser, Kräuter- und Früchtetees sowie Saftschorlen sein. Kaffee und schwarzen Tee in Maßen und Alkohol möglichst selten oder gar nicht trinken.

● **Regelmäßig bewegen**

Treiben Sie lieber häufiger und kürzer Sport, als nur einmal in der Woche eine größere Einheit zu absolvieren. Täglich 30 bis 60 Minuten Bewegung sind optimal.

● **Den Darm an regelmäßige Zeiten gewöhnen**

Gehen Sie jeden Tag zur gleichen Zeit auf die Toilette, außer in Ausnahmefällen wie z. B. auf Reisen.

● **In Ruhe essen**

Lärm bremst die Verdauung ebenso wie Streitgespräche oder Ablenkung durch Fernsehen oder Lesen beim Essen.

● **Konflikte lösen**

Bringen Sie mehr Harmonie in Alltag und Beziehungen, eventuell mit professioneller Hilfe von Psychologen, Therapeuten oder in einer Selbsthilfegruppe.

Etwas Gutes für Ihren Darm können Sie tun, wenn Sie Ihrem Körper regelmäßig zur Entspannung verhelfen, beispielsweise durch Meditation oder Yoga. Auf diese Weise verbessern Sie auf Dauer auch Ihre Verdauung.

● **Bewusst Entspannung suchen**

Erlernen Sie spezielle Entspannungstechniken wie Yoga, autogenes Training, Tai Chi o. Ä. Kurse dafür gibt es ganz bestimmt auch in Ihrer Nähe.

● **Ausreichend schlafen**

Jeder hat einen anderen Schlafbedarf. Brauchen Sie acht Stunden, um wirklich ausgeruht zu sein, dann nehmen Sie sich diese Zeit auch. Ihr Darm wir es Ihnen danken!

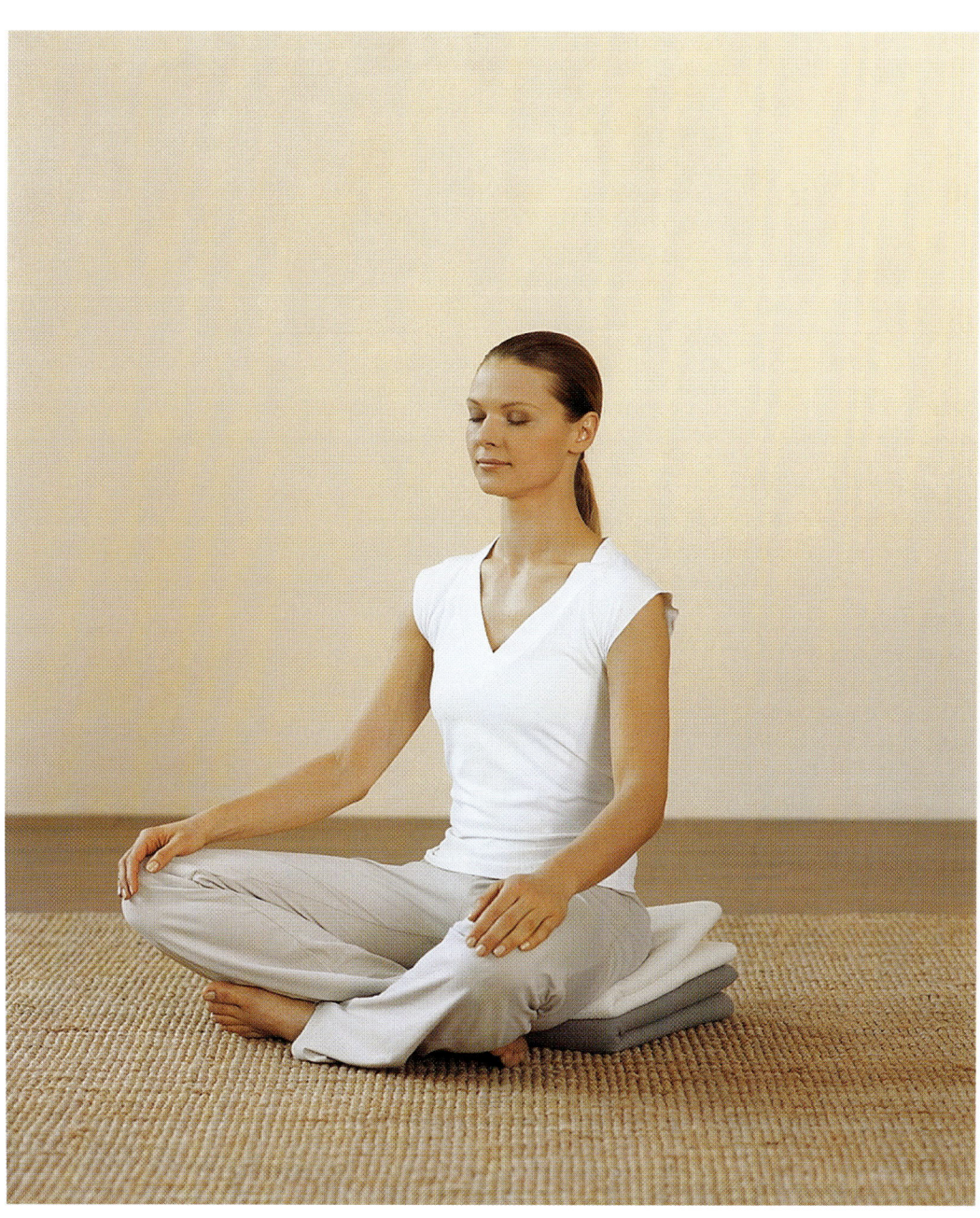

Richtige Ernährung bei anderen Darmerkrankungen

Essen und trinken bei Laktoseintoleranz

Wie streng Sie Diät halten müssen, hängt vom Schweregrad der Erkrankung ab, also davon, welche Mengen Milchzucker Sie vertragen können. Nur selten kommt es schon bei Minimengen von unter drei Gramm zu Unverträglichkeitsreaktionen, sodass Lebensmittel mit geringen Milchzuckermengen und mäßig verzehrt ganz gut vertragen werden. Die meisten Betroffenen bekommen erst bei einer Menge von über zehn Gramm Milchzucker Probleme.

Etwas Gutes für Ihren Darm können Sie auch bei Laktoseintoleranz tun: Steigen Sie von Kuhmilch auf laktosefreie Milch um. Inzwischen ist auch das Angebot an weiteren milchzuckerfreien Produkten deutlich größer.

Wo Laktose noch lauern kann

Wer sehr empfindlich ist bzw. gar nicht über das Enzym Laktase verfügt, muss aber selbst auf kleinste Mengen Laktose achten und eine strikt milchzuckerfreie Ernährung einhalten. Das bedeutet natürlich gewisse Einschränkungen, weil dadurch ein nicht geringer Anteil des üblichen Lebensmittelangebots ganz wegfällt:

- Kuhmilch und alle Produkte daraus wie Joghurt, Quark, andere Sauermilchprodukte, Käse und Butter müssen stark Betroffene meiden.
- Für Einiges gibt es aber Ersatz: Laktosefreie bzw. laktosearme Milch erhalten Sie mittlerweile sogar bei vielen Discountern.

Mit so viel Laktose müssen Sie rechnen	
Produkt	Laktosegehalt in g/100 g
Butter	0,6–0,7
Buttermilch	3,5–4,0
Crème fraîche	2,0–3,6
Desserts (Fertigprodukte: Cremes, Pudding, Milchreis, Grießbrei)	3,3–6,3
Dickmilch	3,7–5,3
Eiscreme (Milch-, Frucht-, Joghurteis)	5,1–6,9
Frischkäsezubereitungen	2,0–3,8
Frischmilch, H-Milch	4,8–5,0
Hüttenkäse, 20 % Fett i. Tr.	2,6
Joghurt	3,7–5,6
Joghurtzubereitungen (Schoko, Nuss, Müsli, Mokka, Vanille)	3,5–6,0
Käsefondue (Fertigprodukt)	1,8
Käsepastete, 60–70 % Fett i. Tr.	1,9
Kaffeesahne, 10–15 % Fett	3,8–4,0
Kefir	3,5–6,0
Kondensmilch, 4–10 % Fett	9,3–12,5
Magerquark	4,1
Milchmixgetränke	4,4–5,4
Molke, Molkegetränke	2,0–5,2
Rahm-, Doppelrahmfrischkäse	3,4–4,0
Sahneeis	1,9
Sahne, Rahm	2,8–3,6
Schichtkäse, 10–50 % Fett i. Tr.	2,9–3,8
Schmelzkäse, 10–70 % Fett i. Tr.	2,8–6,3
Speisequark, 10–70 % Fett	2,0–3,8

Etwas Gutes für Ihren Darm können Sie tun, wenn Sie bei Laktoseunverträglichkeit auch bei Wurst und Schinken Vorsicht walten lassen: Auch hierin kann sich Milchzucker verbergen!

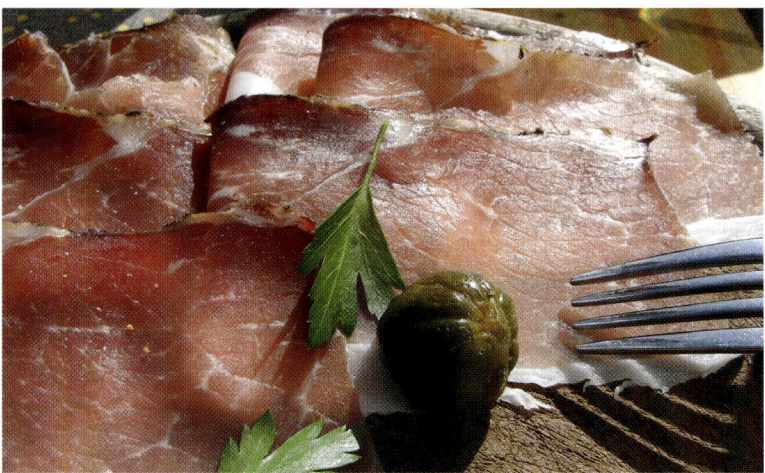

Was die meisten nicht ahnen: Auch zahlreiche Lebensmittel, in denen man keinen Milchzucker vermuten würde, enthalten diese problematische Substanz. Zwar in geringsten Mengen, doch wer selbst auf die schon mit Beschwerden reagiert, sollte wissen, dass auch in den folgenden Produkten Laktose lauern kann:

- Aromen
- Backwaren
- Bindemittel
- Brotaufstriche
- Salatdressing und Mayonnaise
- Margarine
- Fertiggerichte
- Pesto
- Süßigkeiten, künstliche Süßstofftabletten
- Wurstwaren und Schinken
- Gewürzmischungen
- Verdickungsmittel
- Müslimischungen
- Kleietabletten
- Konserven

Genug Kalzium ohne Milch?

Milch und Milchprodukte sind die wichtigsten Kalziumlieferanten in unserer Ernährung. Es hat natürlich weitreichende Folgen, wenn Sie wegen einer starken Laktoseintoleranz Milch nicht vertragen. Um den Kalziumbedarf trotzdem zu decken, empfiehlt es sich, besonders zu ebenfalls an diesem Mineralstoff reichen Lebensmitteln zu greifen.

- Sehr gut sind beispielsweise Sesamsaat (800 Milligramm Kalzium pro 100 Gramm Sesam), Ölsardinen (330 Milligramm), Sojabohnen (200 Milligramm) oder Kichererbsen (120 Milligramm).
- Als Getränk bietet sich neben mit Kalzium angereicherten Fruchtsäften vor allem Mineralwasser an, das besonders viel des Mineralstoffs enthält. Achten Sie aufs Etikett: Ein Mineralwasser darf die Bezeichnung »kalziumhaltig« tragen, wenn es mindestens 150 Milligramm Kalzium pro Liter enthält.
- Frische kalziumreiche Gemüsesorten sind beispielsweise Brokkoli und Grünkohl.
- Trotz allem raten Experten vor allem betroffenen Frauen dazu, bei einer Laktoseunverträglichkeit zusätzlich noch regelmäßig ein Kalziumpräparat einzunehmen. Denn sie sind leider sonst gefährdet, in höherem Alter wegen des fehlenden »Knochenbaustoffs« eine Osteoporose zu entwickeln.

Leckerer Ersatz für Getreide bei Zöliakie

Wer wegen einer Zöliakie bzw. Sprue (siehe S. 27 ff.) Gluten und damit viele Getreidesorten nicht essen kann, darf sich freuen, dass bei uns seit einiger Zeit sogenannte Pseudogetreide im Kommen sind. Die Minikörner des Amaranth beispielsweise sehen zwar aus wie Getreide, sind jedoch die Samen eines Fuchsschwanzgewächses. Amaranth wurde schon vor 3000 Jahren in Mittel- und Südamerika angebaut. Die Azteken hielten die Pflanze für heilig und benutzten sie als festen Bestandteil ihrer Götterdienste. Den spanischen Eroberern war das suspekt, weshalb sie den Anbau kurzerhand verboten. Dennoch konnten sie die Kultivierung nie wirklich ausmerzen. Während Amaranth bei uns bei den meisten nur als Zierpflanze bekannt ist, schätzt man das

Pseudogetreide in seinen Herkunftsländern (Mittel- und Südamerika, Indien und anderen asiatischen Ländern) seit den Tagen der Azteken als Nahrungsmittel. So beliebt wurde das Gewächs nicht zuletzt, weil es auf praktisch jedem Boden anzubauen ist und auch Trockenheit nicht übel nimmt. Es existieren weltweit etliche Sorten, darunter der Dreifarben-Amaranth, bei dem auch Blätter und Stängel essbar sind und den man wie Spinat zubereitet.

Amaranth – klein, aber oho!

Eine einzige Amaranthpflanze liefert etwa 50 000 Samenkörner, die sehr klein und leicht sind: Rund 1500 Stück ergeben gerade mal ein Gramm. So klein die Samen sind, sie haben einiges zu bieten: Mit etwa 18 Prozent sind sie das eiweißreichste »Getreide« überhaupt. Außerdem enthalten die Körner reichlich Magnesium, Kalzium und Eisen. Das in den Samen enthaltene Öl besteht zu 70 Prozent aus ungesättigten Fettsäuren, was der Gesundheit – besonders auch dem Cholesterinspiegel – guttut. Darüber hinaus enthält Amaranth besonders viele Ballaststoffe, bringt also die Verdauung in Schwung und sättigt gut.

Im Reformhaus oder Bioladen findet man neben Amaranthkörnern auch diverse Amaranthmüslis, süße Riegel, Kekse, Brot, Brotaufstrichpaste und sogar Amaranthnudeln. Gemahlen oder geschrotet lässt sich Amaranth zwar auch zum Backen verwenden. Weil das Pseudogetreide aber ja kein Klebereiweiß enthält, müsste es immer mit herkömmlichem Mehl gemischt werden – es ist also fürs Backen am heimischen Herd keine Alternative bei Zöliakie oder Sprue.

Etwas Gutes für Ihren Darm können Sie bei Glutenunverträglichkeit tun: Glutenfreies Spezialbrot (Kennzeichnung: durchgestrichene Ähre) schmeckt zwar anders als Weizen- oder Roggenbrot, aber trotzdem köstlich.

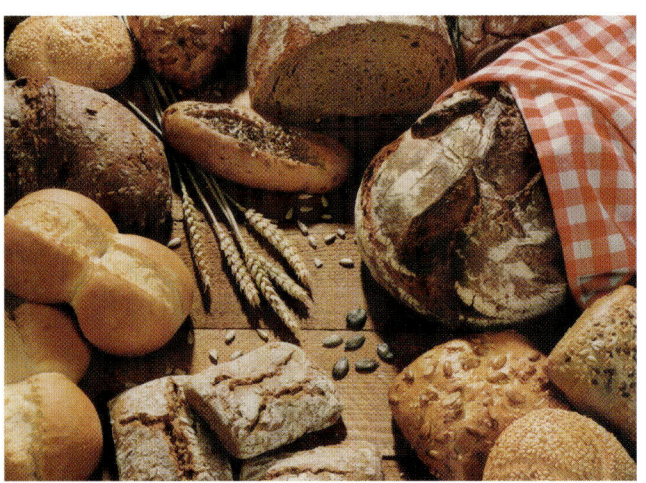

Schwefelarm essen bei chronischen Darmentzündungen

Ernährungsexperten halten es nicht für Zufall, dass die in den letzten Jahrzehnten zunehmende Zahl von Neuerkrankungen an chronisch entzündlichen Darmerkrankungen (siehe dazu S. 33 ff.) mit der Häufung von durch Schwefelzusatz haltbar gemachten Nahrungsmitteln zusammenfällt. Sie vermuten vielmehr, dass ein direkter Zusammenhang besteht und eventuell Schwefel abbauende Bakterien der Darmflora mitverantwortlich zeichnen für chronische Darmerkrankungen wie Colitis ulcerosa und Morbus Crohn.

Auf Schwefel achten!
Bislang konnten die Wissenschaftler zwar noch zu keinem endgültigen Ergebnis kommen, aber es kann keinesfalls schaden, wenn Patienten mit chronischen Darmentzündungen ihren Schwefelkonsum drastisch drosseln.

Verzichten Sie einfach eine Zeit lang auf Lebensmittel mit dem Konservierungsstoff Schwefeldioxid E 220 sowie dem Säuerungsmittel Schwefelsäure E 513 und allen anderen schwefelhaltigen Zusätzen (siehe Liste auf S. 92).

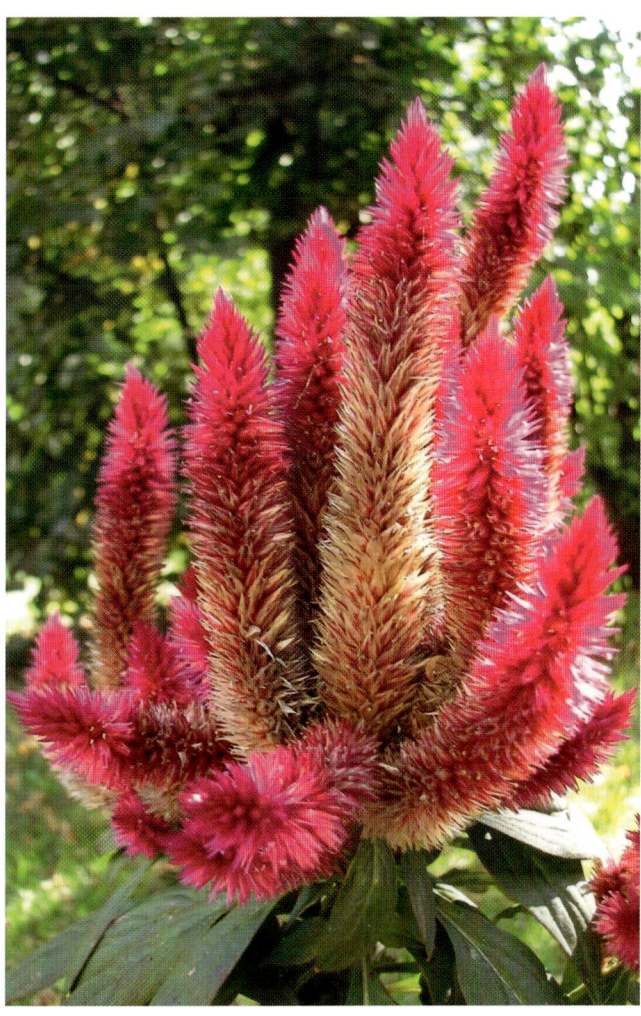

Etwas Gutes für Ihren Darm tun Sie bei Zöliakie bzw. Sprue, wenn Sie auf die glutenfreien Samenkörner des Fuchsschwanzgewächses Amaranth setzen.

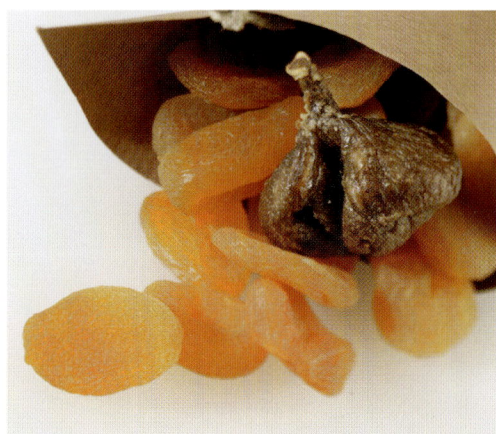

Etwas Gutes für Ihren entzündeten Darm können Sie tun, wenn Sie möglichst auf mit Schwefel konservierte Lebensmittel verzichten, wie z.B. kandierte und getrocknete Früchte.

Essen Sie konsequent frische, unkonservierte und unbehandelte Nahrung. Möglicherweise bessert sich Ihr Zustand dadurch, sodass Sie gleichzeitig eine Waffe zur Vorbeugung gegen neue Schübe in der Hand halten könnten.

Diese Lebensmittel enthalten häufig Schwefel

Studieren Sie grundsätzlich bei allen verarbeiteten und konservierten Lebensmitteln die Zutatenliste des Herstellers: Bezeichnungen wie Sulfid, Sulfat u.Ä. bedeuten grundsätzlich, dass schwefelhaltige Stoffe enthalten sind. Bei den im Folgenden aufgelisteten Nahrungsmitteln ist das fast immer der Fall:

- Trockenfrüchte und kandierte Früchte
- Kartoffelfertigprodukte wie Kartoffelbrei aus der Tüte
- Kartoffelsnack-Artikel wie Chips
- geriebener Meerrettich aus dem Glas
- zerkleinerte Zwiebeln, Knoblauch aus dem Glas oder der Tüte
- geriebene Zitronenschalen (Fertigprodukt zum Backen)
- getrockneter Ingwer
- getrocknete Tomaten
- Süßigkeiten mit Fruchtanteil
- Wein, Bier, konservierter Zitronensaft
- Senf, Essig, Gelatine

Einkaufstipp

Bei Trockenobst, das ja für den Darm sonst sehr günstig ist, gibt es inzwischen auch etliche ausdrücklich ungeschwefelte Produkte. Achten Sie darauf, dass dies auf dem Etikett vermerkt ist.

Nützliche Adressen

- Deutsche Akademie für Akupunktur und Aurikulomedizin e.V.
  Oselstraße 25 A
  81245 München
  Tel.: 089/814 52 52; Fax: 089/891 10 26
  E-mail: daaam@akupunktur-information.de
  Internet: http://www.akupunktur.de
- Deutsche Morbus Crohn / Colitis Ulcerosa Vereinigung
  DCCV e.V.
  Bundesgeschäftsstelle
  Paracelsusstraße 15
  51375 Leverkusen
  Tel.: 02 14/87 60 80 (Mo 9–12 Uhr; Di–Do 14–17 Uhr)
  Fax: 02 14/87 60 888
  Internet: www.dccv.de
- Deutsche Reizdarmselbsthilfe e.V.
  Mörikeweg 2
  31303 Burgdorf
  Tel.: 051 36/89 61 06; Fax: 051 36/87 36 62
  E-Mail: Reizdarm@aol.de
  Internet: www.reizdarmselbsthilfe.de/
- Viele nützliche Tipps & Infos finden Sie im Internet unter:
  www.selbsthilfe-bei-reizdarm.de
- Einen Chat für Betroffene mit Reizdarmsyndrom finden Sie
  unter: http://reizdarm.mainchat.de/

Literaturtipps

- Gershon, Michael: Der kluge Bauch. Die Entdeckung des
  zweiten Gehirns. Goldmann
- Koelle, Katrin: Das tut dem Magen gut. BLV
- Koelle, Katrin: Lebenselixier Wasser. BLV

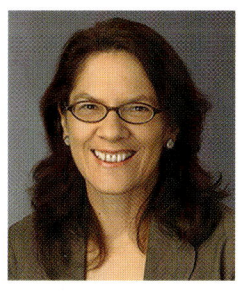

Autorin

Katrin Koelle hat sich nach dem Studium als Redakteurin auf Ernährungs-, Gesundheits- und Wellnessthemen spezialisiert. Sie hat bereits mehrere Sachbücher in diesem Bereich veröffentlicht und lebt heute als freie Journalistin und Autorin in Hamburg.

Bibliographische Information der Deutschen Bibliothek
Die Deutsche Bibliothek verzeichnet diese Publikation in der Deutschen Nationalbibliographie; detaillierte bibliographische Daten sind im Internet über http://dnb.ddb.de abrufbar.

BLV Buchverlag GmbH & Co. KG
80797 München

© 2008 BLV Buchverlag GmbH & Co. KG, München

Bildnachweis
A1pix: S. 13, 30, 31, 32, 34, 45, 47, 63, 77, 81; Archiv BLV: S. 8, 25, 48 o., 60, 67, 68; Besendorfer, Eva: S. 83, 88; Getty Images: S. 44, 53; Google: S. 40; Jupiter Images: S. 38 o.; Hart, Sammy: S. 2, 70, 78, 85; Panthermedia: S. 16, 22, 58, 59, 62, 69, 74, 86, 90, 91; Reinhard: S. 61, 66, 76; Reusse, Michael: S. 64; Seer, Ulli: S. 14 o., 20; Shutterstock: S. 6 o., 18, 23, 27, 29, 37, 56, 82; Stockfood: S. 5, 17, 42, 48 u., 50, 54, 72, 73, 92; Fotolia.com (Blue): S. 14 u.; Fotolia.com (Paul Bodea) S. 38 u., 70 u.; Fotolia.com (Daniel Sainthorant): S. 6 u.

Grafiken: Jörg Mair, München

Umschlaggestaltung: Sabine Fuchs, fuchs_design, München
Umschlagfotos:
Umschlagvorderseite: Shutterstock (oben); stockfood (Mitte), gettyimages (unten)
Umschlagrückseite: Jupiter Images;
Einklinker: Fotolia.com (Paul Bodea)

Lektorat: Maritta Kremmler, Dr. Christiane Lentz
Herstellung: Ruth Bost
Layoutkonzept Innenteil: fuchs_design, München
Layout und Satz: Uhl + Massopust, Aalen

Gedruckt auf chlorfrei gebleichtem Papier

Printed in Germany
ISBN 978-3-8354-0387-1

Eine kleine Auswahl aus unserem großen Programm

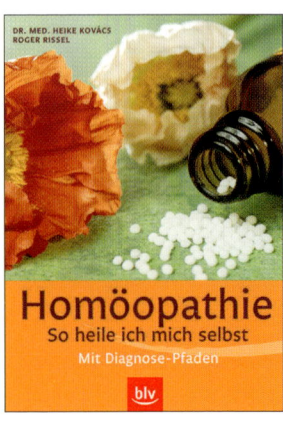

Dr. med. Heike Kovács/Roger Rissel
**Homöopathie –
So heile ich mich selbst**
Zur Selbstbehandlung mit Homöopa-
thie – das Hausbuch für die ganze
Familie: häufige Erkrankungen voll-
ständig ausheilen; ganz einfach: aus-
gehend vom Symptom per Diagnose-
Pfad das richtige Mittel finden.
ISBN 978-3-8354-0310-9

Dr. med. Cornelia Raab
TCM für Einsteiger
Zur Entspannung und gegen Alltags-
beschwerden: alle fünf TCM-
Behandlungsarten in einem Buch –
ein leichter Einstieg in alle Thera-
pien; Grundlagen und Wirkung der
Traditionellen Chinesischen Medizin.
ISBN 978-3-8354-0386-4

Hans H. Rhyner
Ayurveda für Einsteiger
Für den Alltag: die Grundlagen der
ältesten überlieferten Heilkunst; einfache Behandlungen, auch für Einsteiger leicht selbst durchführbar; Ernährung, Gesundheitspflege, Selbstbehandlung häufiger Beschwerden.
ISBN 978-3-8354-0249-2

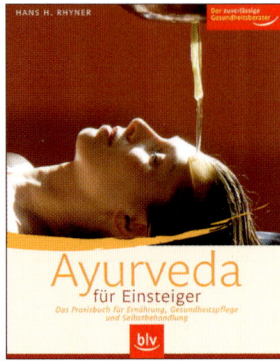

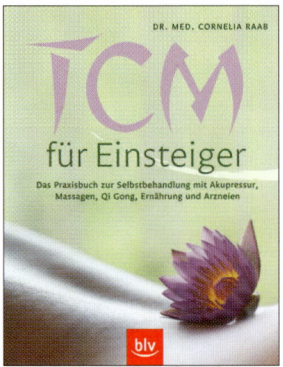

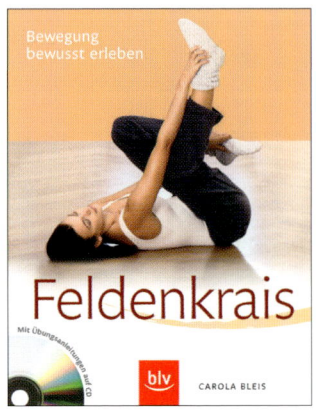

Xiaoheng He
Akupressur für Einsteiger
Einfach, effektiv und ohne Nebenwirkungen: Alltagsbeschwerden
von A bis Z mit sanftem Fingerdruck
selbst behandeln; Extra: 4 Kurz-
programme für Anti-Aging, Immun-
stärke, Raucherentwöhnung und
innere Harmonie.
ISBN 978-3-8354-0251-5

Valeria Füchtner/Helga Petres
Kinesiologie
Die ideale Kombination aus Grundla-
gen der Traditionellen Chinesischen
Medizin mit Ergebnissen neuester
Stress- und Gehirnforschung:
einfache Übungen zur sanften
Selbstbehandlung, die den Energie-
fluss im Körper angeregen, Blocka-
den lösen und die Selbstheilungs-
kräfte aktivieren.
ISBN 978-3-8354-0250-8